U0386254

生二胎，你准备好了吗？

刘莹　丁钰／主编

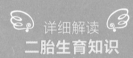

详细解读
二胎生育知识

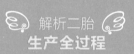

解析二胎
生产全过程

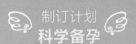

制订计划
科学备孕

月子期抓住
改善体质的
绝佳机会

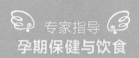

专家指导
孕期保健与饮食

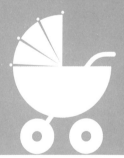

青岛出版社
QINGDAO PUBLISHING HOUSE

图书在版编目（CIP）数据

生二胎，你准备好了吗？ / 刘莹，丁钰主编. -- 青岛: 青岛出版社, 2014.12
ISBN 978-7-5552-1461-8

Ⅰ.①生… Ⅱ.①刘… ②丁… Ⅲ.①妊娠期—妇幼保健—基本知识②产褥期—妇幼保健—基本知识
Ⅳ.①R715.3

中国版本图书馆CIP数据核字(2015)第002930号

书　　名	生二胎，你准备好了吗？
主　　编	刘　莹　丁　钰
副 主 编	包蓬勃　肖雨婧
编　　委	张　欣　陈彦瑾　胡晓雨　常云飞
	张　磊　李　静　荆凡静　徐丛聪
出版发行	青岛出版社
社　　址	青岛市海尔路182号（266061）
本社网址	http://www.qdpub.com
邮购电话	13335059110　　0532-68068026
策划编辑	刘海波
责任编辑	尹红侠
封面设计	宋修仪
制　　版	青岛乐喜力科技发展有限公司
印　　刷	青岛乐喜力科技发展有限公司
出版日期	2015年3月第1版　2016年5月第3次印刷
开　　本	16开（710mm×1010mm）
印　　张	15
字　　数	250千
书　　号	ISBN 978-7-5552-1461-8
定　　价	35.00元

编校印装质量、盗版监督服务电话：**4006532017　0532-68068638**
印刷厂服务电话：**0532-89083828　13953272847**

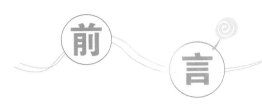

前言

　　当你打算孕育第二个宝宝，尽管已有孕产经验，却仍旧满怀疑问、忐忑不已吗？第一胎产后，多久再怀孕比较合适呢？怎样判断自己的身体是不是已经恢复好了？第一胎时出现的问题会影响这次怀孕吗？上次产后避孕了，怎样安全地再怀孕呢？这次的怀孕会比上一次难度大吗？这次的孕期跟上一次会有什么不同？上次剖宫产了，对第二胎会有什么影响吗？上次剖宫产了，这次可以顺产吗？上次早产了，这次可以避免吗？再次怀孕、生产，产后更难恢复吗……

　　已经为人父母的我们，在预备迎接第二个小生命时，仍会激动、不安，仍旧唯恐不够谨慎，唯恐自己所给予的不是最好的，围绕第二个小生命的一切问题都是新的。

　　在经历第二胎的备孕、孕期、分娩、产后恢复的整个过程中，我们更了解自己的身体，更会照料自己，更深刻地领会自身与孩子的亲情关联，更加懂得爱护自己，更加接近废除旧习、重塑自己、改造自己的目标，孕产过程中培养起来的良好生活、饮食、保养习惯将伴随我们一生。

　　于是，我们编写了这本书，期望将第二胎孕前的疑问、孕期的关注点、分娩时会遇到的问题以及产后恢复的难点进行总结，并尝试给出建议。除了已经并不陌生的孕产常识，对女性身体的爱护、健康习惯的养成、预防为主的思想将贯穿全书始终。由于编者的局限，使本书内容的广度、深度尚不完备，却希冀用这样的方式帮助预备孕育二胎的父母理顺思路、提供参考。愿我们将对新生命的爱意融入生活各处，孕育二胎，也孕育更加美好的生活。

编　者

2014 年 12 月

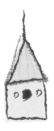

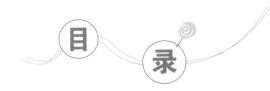

目 录

第一篇　关于二胎，你想知道的

第二篇 二胎孕前准备

第二胎怀上了吗？

第三篇　安心·度过二胎孕期

怀孕后第一件事

确保怀着健康的宝宝

产检——孕期定心丸

第四篇　安然度过二胎分娩期

第五篇　二胎产后，让自己恢复如初

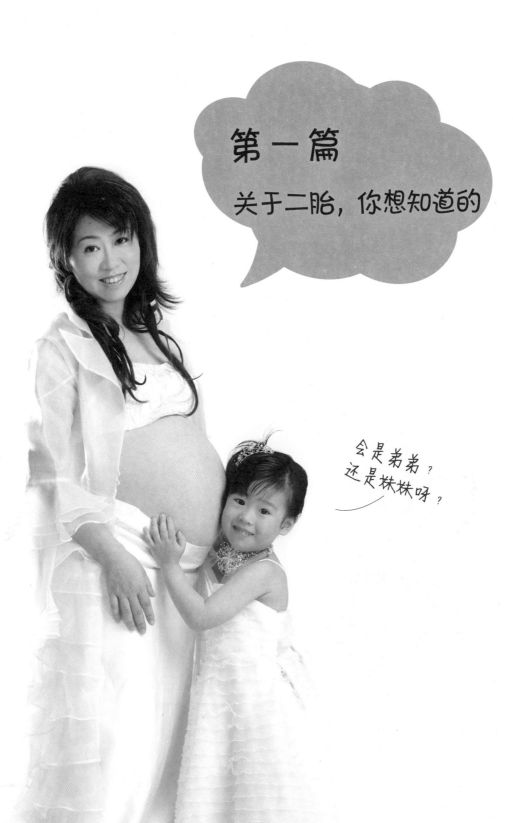

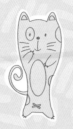

生二胎有什么好处？

帮你维持卵巢年轻

女性的卵巢里一般有 30~50 万个原始卵泡，但一生当中，真正成熟并排卵的也就 400~500 个，这些成熟的卵泡大约能使女性维持生育 30 年，如果提前用尽，卵巢功能也就开始衰退。

在孕期和哺乳期，由于激素的作用，卵巢会暂停排卵，直至哺乳期的第 4~6 个月才恢复，相当于推迟了十多个卵泡的排出，那么绝经期（更年期）也就推迟了，女性的衰老过程也被延缓。生育一个宝宝，可以使更年期推迟 1~2 年哦！

而没有经历一个完整的孕育过程的女性，卵巢始终处于排卵状态，因而也相对更容易衰老。

帮你提高免疫力

怀孕和分娩可使身体的各种机能得到一次锻炼、整合和提高，使身体的排毒、抗感染、抗癌及抗心血管病的能力增强。一次完整的孕育和分娩经历，能增强女性生殖系统的抗肿瘤能力，降低乳腺癌、卵巢癌、子宫内膜癌的发病几率。生育二胎，可使机体的免疫力得到加强。

帮你预防乳腺疾病

哺乳可以将乳腺管打通，有利于预防乳腺增生及乳腺癌。中医讲"当生不生，当降不降（哺乳），容易气机（堵塞）"，就是说，产后不哺乳，反而会增加乳腺疾病的发生率。

如果第一胎时你哺乳过，二胎的哺乳行为将再次确保乳腺管的畅通。如果第一胎时你没有哺乳，这次就是个很好的机会哦！

至于哺乳是否会导致乳房下垂，这其实与哺乳持续的时间、哺乳姿势等很多因素有关。一般来说，较长时间（如1年以上）的喂养的确会增加乳房下垂的可能。

帮你预防卵巢癌

怀孕可以使女性体内产生一种抵抗卵巢癌的抗体，能有效预防卵巢癌，怀孕次数越多、初次怀孕的时间越早，效果越明显。也有调查发现，哺乳3个月以上也会降低某些癌症的发生率。

帮你保持子宫健康

孕育过程中，女性体内会分泌很多激素，这些激素有助于预防子宫内膜异位症、子宫肌瘤等与子宫相关的疾病。尤其是因为孕激素的增多，使孕期不来月经，这本身就是对子宫内膜异位症最好的治疗。

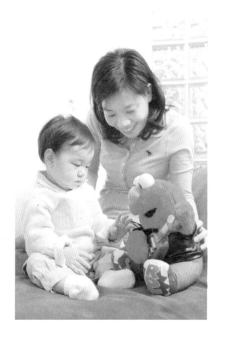

帮你改善月经不调

二次孕育的过程也是卵巢再次发育的过程，在这个过程中，内分泌系统会得以改善。孕期胎盘也会合成很多激素，如孕激素、雌激素、催乳激素等，这些激素的分泌对于内分泌的调节也有很大作用。

所以，很多女性生宝宝以前痛经很厉害，生完宝宝后就不疼了，周期也比以前规律了，这就是宝宝带给你的礼物哦！当然，这种几率也不是百分之百，与个人体质、生活习惯也有很大关系。

🐟 带来强健骨骼的机会

怀孕会使你的股骨稍前倾，背稍向后仰，这种姿势增强了股骨的支持度。年老后，生育过的女性比未生育过的女性更不容易发生股骨骨折。因此，如果你能在生二胎的过程中正确补钙、适度锻炼，就把握了强健骨骼的机会！

🐟 利于孩子性格形成

很多独生子女的童年都是一个人跟玩具娃娃或宠物说话，没有和其他小朋友共处

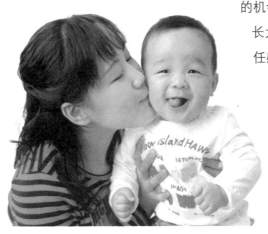

的机会，在爷爷奶奶爸爸妈妈的温暖怀抱里长大，对社会的适应能力就很难提高，责任感和成就感也不容易养成。

生二胎对于孩子来说，童年生活有个小伙伴儿，以自我为中心的思想就会减少，也更懂得如何与人相处，懂得分享和爱。比如，大宝会开始意识到自己需要保护好弟弟妹妹，是弟弟妹妹的榜样，二宝则会更加有安全感，也更懂得如何跟哥哥姐姐相处。

🐟 帮孩子减轻家庭压力

现在很多独生子女结婚后都是两个人肩负着 4 个老人的赡养，虽然很多家长在退休后并不需要子女来赡养，但是还是有很多比如患病等不可预估的问题，给子女带来很大的压力，如果家里面有兄弟姐妹，会感觉压力没那么大，而且在遇到家庭问题的时候，互相有个依靠。

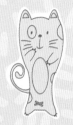

生二胎前，审视自己的身体

第一胎产后，身体有什么变化？

阴道的变化

年龄的增长和生育的经历会使阴道随之延伸，生完第一胎后，阴道的前壁会增长0.5~1.2厘米，后壁会增长1.0~2.0厘米。

如果分娩时产道有损伤，也可能累及会阴体及附着在此处的组织，如尿生殖膈、球海绵体肌、肛提肌等。有时虽然阴道黏膜和皮肤并没有可见伤，但深部肌肉、筋膜、神经纤维却可能发生损伤，阴道和阴道外口的支持组织弹性减弱、变得松弛，情况严重时，可以借助手术修补阴道前后壁。

宫颈的变化

第一胎产后，子宫颈皱起，变成像袖口一样的形状，7~10天后恢复到原来的形状。之后，宫颈口关闭，从未产时的圆形变成经产后的横裂形。

内分泌的变化

产后雌激素和孕激素水平下降，阴道皱襞减少，外阴腺体的分泌功能和抵抗力也开始降低。这时，需要调节内分泌，改善产道的不适感觉。

内分泌疾病不仅会使女性出现面部黄褐斑、乳房肿块和子宫肌瘤，还可能会引起免疫系统疾

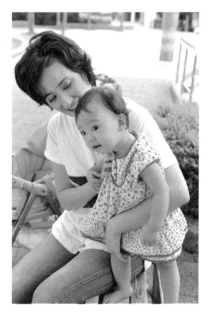

病、骨质疏松症、高脂血症等。

治疗时应从调理气血、化瘀散结等方面着手，也应该养成良好的饮食习惯，多吃新鲜蔬果及高蛋白、低脂肪的食物。

● 月经的变化

生完宝宝后，月经是否会恢复规律，跟哺乳引起的激素水平变化有关，月经周期不一定还和以前一样。有的妈咪产后月经周期完全变了，甚至生完二宝后再度改变，也有的妈咪会和从前一样。

但无论如何，月经的恢复表明你又开始排卵了（其实在月经恢复前就已经排卵了），这就意味着你又有了生育能力。如果你暂不打算要二宝，就要考虑避孕。

如果你发现产后月经周期变了，经量也似乎比以前更多，别担心，因为产后月经刚恢复的几次来潮，周期和量可能都与以往不同，可以观察一段时间，暂时不用治疗。但如果一直不能恢复正常，就要治疗了，比如在量最多的那几天服用药物，减少失血量。

第一胎产后，体重为何居高不下？

● 吃得多，动得少

孕期和产后吃得多，动得少，很多妈咪从孕期开始就变胖了很多。而在大家的观念里，怀孕是理应要发胖的，你也就很容易忽视自己的体重其实过度增长了的事实。

如果孕前你的体重在正常范围内，那么在整个怀孕期间，体重增加 15~20 斤是比较合适的，但如果毫无节制地补充能量，体重就容易过度增长。有的妈咪怀孕期间增加了 40 多斤，产后身材恢复起来当然就困难了。加上坐月子时，为了宝宝能有充足的乳汁，往往也要补充很多营养，月子期间活动又少，脂肪自然就容易堆积。

● 争取不长无用的脂肪

不发胖的怀孕几乎是不现实的，但如何既能保证宝宝的营养供给，又做到不长无用的脂肪，就是我们要探讨的话题了。在第三篇和第五篇中，我们就要谈到怎样在体重最容易过度增长的怀孕中、晚期和月子期合理膳食与运动，尽量少摄入那些对孕期营养无甚帮助，反而还会增加身体负担的多余脂肪。

你的子宫脱垂了吗？

子宫脱垂的原因

有的妈咪生完孩子之后，觉得性生活不满意，到了医院检查才发现是阴道前壁膨出，阴道相对变短，子宫也轻微脱垂。在孕产过程中，支撑子宫的各种韧带组织过度伸展，甚至发生撕裂损伤，子宫脱垂的发生率在 50% 以上，阴道前壁脱垂的发生率在 1/3 以上。

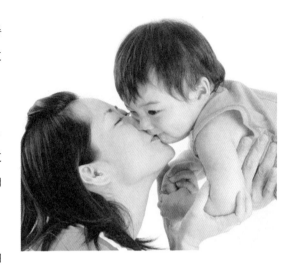

整个孕期和产后，缺乏锻炼、盆底肌肉松弛也是导致子宫下垂的原因之一。体型偏瘦或偏胖以及大龄妈咪，由于肌力差，更容易出现子宫脱垂。

子宫脱垂怎么办？

你可以试试盆底康复器，也被称作阴道哑铃：取仰卧姿势，将特制的阴道哑铃涂上润滑膏，插入阴道，收缩肌肉，将哑铃往上吸，然后站立起来开始进行锻炼，以恢复和加强盆底肌力，改善阴道松弛、子宫脱垂的状况。

医学上还可以采用生物反馈技术来唤醒深层和浅层的肌肉，控制那些难以锻炼到的肌肉（腹肌、内收肌等）进行收缩。轻度盆底肌肉松弛经过训练，康复率可以达到 50% 左右。

宫颈内口松弛怎么办？

宫颈内口松弛易致早产或流产

如果你第一胎早产或曾经流产，往后怀孕时发生早产或流产的孕周就会提前。

一般从怀孕第 4~5 个月开始，宫颈内口就变得容易松弛，程度发展严重后，容易导致破水而流产，但这种流产很少出血或下腹胀痛，白色分泌物却较多。所以，当你察觉到白色分泌物增多的时候，就要及时去医院。

生二胎，你准备好了吗？

● 及早发现宫颈内口松弛

二胎孕前检查时，一定不要忘了做常规超声检查或宫颈扩张试验。怀孕中期，如果阴道流液很多，就要及时做超声检查，测定宫颈长度和宫颈内口宽度，以便及时发现和治疗宫颈内口松弛。

🦀 预防性地做宫颈环扎术

如果你曾有不明原因的早产或流产史，为了避免宫颈内口松弛造成的流产，也可以在二胎怀孕 14~18 周时，预防性地做宫颈环扎术。

宫颈内口松弛造成的流产多与以往流产发生在相同孕期，所以，应该在前次流产的孕周之前进行。到了足月或出现产兆时，再拆除缝线，宝宝就能顺利娩出。

术前要先确定自己是否有阴道炎，如果有阴道炎，要在治好后再做。术后医生会为你开孕酮和镇静剂，用来抑制手术可能引起的子宫收缩，从而安胎。手术后还需要禁止性生活。

🦀 产后恼人问题，盆底肌来搞定

● 锻炼盆底肌解决产后尿失禁

孕育的过程会使尿道旁的肌肉群变得松弛，而如果产程较快、用力过猛、也会使盆底肌、括约肌损伤。产后如果恢复不良，就会出现咳嗽时漏尿的情况，70%的女性在孕期或产后都会被这个问题困扰。

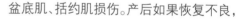

盆底肌肉承载着尿道、膀胱、子宫和直肠，针对盆底肌肉进行练习，可以增强盆底肌肉力量。生完宝宝后，如果你有小便失禁或膀胱控制减弱的情况，这样练习将是再正确不过的选择。

◆ 锻炼盆底肌好处多

有了强健的盆底肌，第二胎如果顺产，你的产程也能更顺利、更快结束。盆底肌练习还能促进直肠和阴道区域的血循环，预防痔疮，加快会阴伤口愈合。经常练习也可以增强阴道的弹性，给性生活加分。

◆ 锻炼盆底肌的方法

很简单，不需借助外力，只需要练习收紧和向上提阴道和肛门，数 8~10 秒，放松几秒钟，然后再收紧。身体其他部位保持放松，只有盆底肌肉用力，不要收紧腹部、大腿或臀部，也不要屏气。

刚开始或许不容易做到，练习多了就会越来越容易。练习时，可以把手放在腹部，帮你确认腹部保持放松。也可以将一根干净的手指放入阴道，如果练习时手指感到受挤压，就表明方法对了。随着肌肉功能的不断增强，你可以逐渐增加每天练习的次数、延长每次收紧的时间。

如果有尿失禁的问题，在打喷嚏或咳嗽时收紧盆底肌，也有助于防止遗尿。

二胎孕前要治好哪些病？

经历过了一次生产，再次怀孕及生产的过程中发生严重不良后果的风险会大大增加，如果你打算生二胎，一定要提前 3 个月到医院进行孕前检查。

◆ 贫血

怀孕前若发现有贫血，要找出原因并进行针对性治疗。如果是缺铁性贫血，就要在食物中增加富含铁和蛋白质的食品，如果不见好转，可以服用铁剂。在贫血基本被纠正后再怀孕。

◆ 高血压

如果你有高血压，应该在孕前按医嘱进行治疗，等自觉症状基本消失，血压也控制在了允许怀孕的水平后，方可怀孕。高血压患者更需要注意做孕期检查，并经常测量血压，预防妊娠期高血压疾病。

◆ 肾脏疾病

如果有严重的肾脏疾病，是不宜怀孕的。如果症状轻，并且肾功能正常，那么在

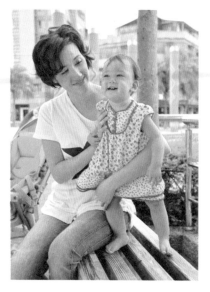

经过合理治疗，把水肿、蛋白尿和高血压的情况控制好之后，可以怀孕，怀孕后要注意预防妊娠期高血压疾病。

肝病

如果你有迁延型慢性肝炎，在病情较轻、你的体质也尚好的情况下，经过治疗也可以怀孕。孕后要坚持高蛋白饮食和充分休息，加强孕期监护。

糖尿病

怀孕会加重原先存在的糖尿病病情，而且会危害到宝宝，因此若有糖尿病，对待怀孕需要慎重。在控制好尿糖和血糖的情况下可以怀孕，怀孕后要加强孕期检查和自我保健，严格控制孕期饮食，并在医生的指导下使用胰岛素。

心脏病

心脏病患者须在医生评估后再考虑怀孕。在有些情况下，怀孕期间仍需用药，甚至需要在医院接受治疗和监护。即使不须待在医院，有心脏病的你在整个孕期都应密切关注自己的病情。

膀胱炎、肾盂肾炎

这两种疾病须在孕前彻底治愈。

有结缔组织病、甲状腺疾病、胆囊疾病、血小板减少、性病、妇科疾病等疾病的，也应该在疾病稳定、得到良好控制后再怀孕。

🌐 保护好输卵管

因输卵管问题导致不孕的女性越来越多了，输卵管的损伤离我们并不远。其实输卵管是很脆弱的，很容易因为炎症等因素造成粘连、堵塞，如何保护好输卵管，保证它的通畅与健康呢？

防止性生活带来的感染

拒绝紊乱和不洁的性生活，防止受到性传播疾病感染。

⬠ 避免人流

做好避孕措施，尽量避免人工流产，因为很多的输卵管阻塞都是不正规的人流造成的，即使是正规的人流术，也不宜频繁做，否则也会增加感染的机会。

⬠ 特殊时期禁止性生活

人工流产后1个月内应禁止性生活。经期或产褥期内也应禁止性生活。

⬠ 治疗感染要彻底

如果发生了盆腔炎或流产后感染，一定要治愈，不要觉得症状消退了，病就是好了，应该在症状消失后根据医生指导再继续服用药物。

⬠ 良好的生活和卫生习惯

身体一旦出现了不适，要及时诊治，不要拖延，不要让忙碌或其他原因成为自己的借口。

◎ 卵巢早衰是为什么?

正常情况下，女性49岁左右，卵巢才逐渐停止活动，发生停经，而卵巢功能如果早期衰竭，那么40岁以前卵巢活动就会逐渐停止，出现停经。哪些原因会导致这种状况呢?

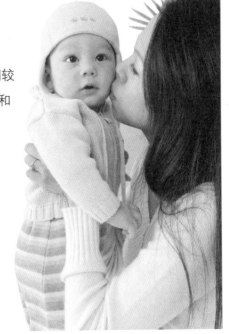

⬠ 月经史

月经初潮较早的话，绝经也会较早，初潮较晚的绝经也较晚。绝经时间与卵泡初始数目和卵泡衰竭率有关。

⬠ 免疫性疾病

免疫性甲状腺炎、I型糖尿病、红斑狼疮、类风湿性关节炎等多数免疫性疾病，可能会导致卵巢早衰的发生。

⬠ 手术

40岁以前切除了双侧或一侧卵巢，可造成卵巢等组织功能减退，导致卵巢早衰。

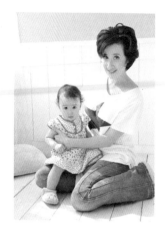

🔹 **婚育史**

为生育而反复取卵或使用促排卵药，也可能会导致卵巢早衰。

🔹 **病毒感染**

如常导致男女生殖问题的腮腺炎病毒，可引起卵巢发炎，损害卵巢功能，导致卵巢早衰。

🔹 **继发性闭经**

多在生育年龄发生，这个年龄段的女性逐渐发生月经稀少、闭经并伴有潮热、烦躁等更年期症状。

🔹 **过度减肥**

如果减肥方法不当，短期内减去过多体重，体内脂肪急剧降低，导致雌激素合成不足，就会引起月经紊乱、闭经，抑制卵巢的排卵功能，造成卵巢早衰。

🔹 **巧克力囊肿**

女性有巧克力囊肿时，卵巢被异位的子宫内膜包裹，导致卵巢排卵功能受限，时间久了就会影响卵巢功能。

🔹 **不良嗜好**

尼古丁和酒精会干扰正常的月经，导致月经紊乱。

🔹 **辐射和化学药品**

放射性照射、辐射和化学药品也会影响卵巢功能，导致卵巢早衰。

🔹 **睡眠情况**

女性的荷尔蒙会受到光线的影响，如果长期熬夜，可能会导致荷尔蒙紊乱，引起卵巢功能衰退。

睡眠不足、睡眠质量不佳也会影响免疫力，导致月经失调，卵巢早衰。

🔹 **饮食习惯**

三餐不定时，尤其是熬夜晚起，长期不吃早餐，或饮食习惯不佳，长期营养不良，会使体内荷尔蒙不稳定，影响排卵功能。

🌸 **精神因素**

强烈的情绪波动或突然的巨大精神刺激会使中枢神经系统改变，导致月经失调，引起卵巢早衰。

长期的情绪紧张或精神压力过大也会影响内分泌调节，对下丘脑 – 垂体 – 卵巢轴产生影响，抑制排卵，从而也会导致卵巢功能早衰。

🐢 月经也能提示卵巢早衰

月经是女性健康的晴雨表，而痛经、闭经、经期提前或推后、经量过多或过少等问题的背后，也可能提示着卵巢早衰。

很多时候，卵巢早衰最初的表现就是月经失调，如月经周期延后，月经量少，月经稀发，经期逐渐缩短，而最终发展到闭经，导致提前进入绝经期。而月经量持续减少，多数意味着女性雌激素水平发生变化、降低，卵巢功能减退。

🌸 本来 28~30 天来一次月经，周期却逐渐延长，变成超过 2、3 个月才来一次。

🌸 有的女性表现为周期逐渐缩短，缩短到 20 天就来一次。

🌸 经期原本有 5~7 天，却慢慢开始变得 1~2 天就能干净了。

🌸 经量原本是正常的，但开始变得越来越少了。

一般正常的月经出血量应为 30~50 毫升，少于 20 毫升就属于月经过少，多于 80 毫升就是月经过多。以卫生巾的用量估量，正常的用量大概是平均一天换四五次，每个周期不少于 10 片，如果连 5 片都用不完，那么就属于月经过少了。

除此之外，月经周期开始变得紊乱，甚至闭经，也需要注意是否有卵巢早衰。有些女性还会有潮热、盗汗、烦躁等症状出现。

🐢 卵巢早衰须调理

🌸 在医生的指导下进行调理，改善卵巢的储备功能。

🌸 用平和的心态看待卵巢早衰，要有信心，卵巢早衰并不一定不能生育，虽然治疗上相对困难，但有很多人在治疗后是可以生育的。

🌸 注意营养平衡，摄入足量蛋白质，控制脂肪及糖，特别注意补充维生素 E、维生素 D 及矿物质（如铁、钙）。

❀ 适当加强运动，保证充足睡眠，晚餐不宜过饱，晚上不做剧烈运动。

❀ 改良避孕方法，减少人工流产，多关注月经的规律性和量，科学减肥。

☺ 怎么保持卵巢年轻?

⬟ 经期多补铁

经血会带走大量铁元素，而铁能为卵子提供充足养分。经期多吃菠菜、动物内脏等高铁食品，让卵子更健康。

⬟ 保持良好的情绪

适当缓解压力，劳逸结合，不要过度疲劳。过多的压力会引起免疫功能下降、内分泌失调，使代谢紊乱，导致体内酸性物质沉积。

⬟ 加强体育锻炼

一定要找机会去运动，每天至少运动半小时，增强体质，提高免疫力。而且最好在阳光下运动，这样可以减少体内酸性物质的形成。酸性物质是引起癌症的重要成分。

⬟ 远离止痛药

止痛药可以抑制大脑神经，长期服用会迷惑神经中枢，降低其对卵巢发出指令的速度，使卵子活性减弱。

⬟ 哺乳

产后哺乳可使卵巢的排卵功能受到抑制，对卵巢也是一种保护。

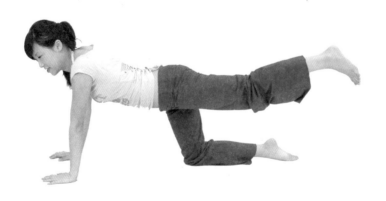

⬠ 定期检查

定期检查有助于早发现、早诊断、早治疗。如果发现异常而不能确诊，就定期随访，一旦诊断明确，就要及早治疗。如果是恶性卵巢肿瘤，最好是进行手术、放化疗和中药等综合治疗。

🐢 保养卵巢，食补最好

⬠ 百合和茯苓

百合，常食有润肺清心调中之效，可止咳、止血、开胃、安神、宁心，有助于增强体质、抑制肿瘤细胞的生长，缓解放疗反应。

茯苓，性甘、淡、平，归心、肺、脾、肾经，可以利水渗湿、健脾和胃、宁心安神。

百合和茯苓可以保养卵巢，有效推迟女性衰老，双向调节雌激素水平，抑制卵巢囊肿的产生。

⬠ 野葛根

野葛根富含的异黄酮能模拟雌激素，长期服用可以调理女性本身雌激素的分泌和供应。

⬠ 维生素

维生素能改善身体营养状况，增强细胞的活力，促进体内新陈代谢，排出体内毒素废物，研究表明，若每天服用 90 毫克维生素 C 和 30 毫克维生素 E，卵巢癌的发生率就会减少 50%。单从食物中摄取还不够，最好咨询医生适量服用药片或制剂。

⬠ 黄瓜

黄瓜清脆可口，有清热、解渴、利尿的作用。它所含的纤维素能促进肠道排出食物废渣，减少胆固醇的吸收。黄瓜中还含有丙醇二酸，可以抑制糖类转变成脂肪，有减肥和调整脂质代谢的功效。

⬠ 香菇

香菇具有消食、去脂、降压等功效。其中所含的纤维素促进胃肠蠕动，防止便秘，减少肠道对胆固醇的吸收。还含有香菇嘌呤等核酸物质，能促进胆固醇分解。常食香菇能降低总胆固醇及甘油三酯。

胡萝卜

每周平均吃 5 次胡萝卜，患卵巢癌的可能性就能降低 50%。吃胡萝卜不仅对卵巢有好处，还可以补充维生素 A，更有明目的作用。

茄子

茄子含多种维生素，能增强细胞黏着性，提高微血管弹性。茄子能降低胆固醇，防止高脂血症引起的血管损害，还能辅助治疗高血压、高脂血症、动脉硬化等。

黑豆

黑豆被誉为万豆之王，在含植物雌激素的豆类中，黑豆是含量最高的。长期用黑豆打豆浆喝，可以安全补充植物性雌激素，保养子宫和卵巢。

苹果

苹果中含的类黄酮，能有效抑制低密度脂蛋白氧化，防止动脉粥样硬化。苹果中的果胶也能降低胆固醇水平，预防动脉粥样硬化。

海藻类

海藻类食物如海带、紫菜，含碘、钙较高，能调节和平衡血液的酸碱度，不但有助于肿瘤的治疗，也可以调节雌激素水平。

蜂王浆

纯天然的蜂王浆比合成的药物更安全健康，每天喝一小杯蜂王浆，可以补充雌激素。但如果有子宫肌瘤，就要尽量少吃蜂王浆、蜂蜜等食物，其中的雌激素会加快子宫肌瘤的生长速度。

山楂

山楂含有山楂酸、柠檬酸、脂肪分解酸、维生素 C、黄酮、碳水化合物等，能够扩张血管、改善微循环、降低血压、促进胆固醇排泄、降低血脂。但山楂属于酸性食物，不要空腹食用，也不要长时间食用过多，最好在饭后食用。

卵巢囊肿的信号

卵巢是一个非常容易出现囊肿的器官，但由于它较小，又深藏在盆腔内，所以早期的囊肿很难被发现。其实身体的一些症状，可以让你尽早察觉卵巢囊肿，当出现以

下现象时，就尽早去医院检查一
下：

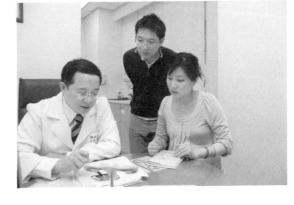

❀ 月经以前都很准时，最近
变得丝毫没有规律。

❀ 开始痛经或痛经持续加重。

❀ 尝试怀孕却总不能如愿——
卵巢囊肿可以导致不孕，且与囊肿
大小没有直接关系。

❀ 运动或者静坐后站起，小腹
有些疼痛——囊肿内的积液受重力作用，使卵巢下垂，运动时就有一种坠痛。

❀ 积极减肥却不见成效，反而总有甩不掉的肚腩——卵巢囊肿可以引起腹胀，但
有的女性因为体形丰满，很多时候察觉不到腹部胀大。

❀ 尿频或排尿困难——较大的囊肿挤压到了膀胱。

❀ 压力导致多囊卵巢综合征。工作或生活中的压力会使身体长期处于一种急性或
慢性的应激状态，会改变性腺轴的调节功能，导致卵巢功能紊乱。情绪紧张或压力大
时，肾上腺皮质激素的分泌升多，使血糖增高，胰岛素的需求量增加。长此以往，会
导致高胰岛素血症或胰岛素拮抗，这也是引起糖尿病和多囊卵巢综合征的重要原因。

所以，如果你是精神压力较大的职场女性，或是夜班工作者，就要及时调整自己
的生活习惯，不要让自己长期处于紧张状态。

🐟 "多囊"怎么调理？

中医认为，很多疾病的发生和情志有很大关系，所以，要学会给自己减压。注意
劳逸结合，学习和工作上不做超乎实际的苛求，提高精神承受力，这样可以降低应激
反应对卵巢的伤害。

在中医治疗上，对多囊卵巢综合征主要是补益肾气、疏肝理气、化痰除湿、通络
调经，如使用逍遥散、右归丸等。

在日常生活中，我们要记得管住嘴，迈开腿。调整饮食习惯，少吃或不吃甜食、
油炸食品和高油脂食品，少喝含咖啡因的饮料，多吃新鲜蔬菜和水果，多吃鱼虾，适
当补充粗粮。多做一些有氧运动，如游泳、慢跑等。

甲状腺也会影响你怀二胎

很少有人会特别关注甲状腺，但甲状腺的功能不仅关系到情绪、内分泌，也会影响到你生一个健康的宝宝。

正常的月经周期是顺利怀孕的前提，甲状腺如果出问题，会造成内分泌与免疫紊乱，导致月经不调、经血过多或闭经，排卵的周期也会被打乱，受孕的机会就大幅度降低，不孕症就不远了。

什么情况下需要检查甲状腺？

- 经常感觉乏力，想睡觉，体力和精力都较差。
- 思维不清晰，注意力难以集中，记性不好。
- 肠道功能和代谢水平运转变慢，体重增加。
- 皮肤和毛发干燥、灰白、容易折断，指甲变脆。
- 比别人更怕冷，穿得更多。
- 情绪低落抑郁。
- 行动和反应迟缓。
- 肌肉、骨骼僵硬疼痛，手感到麻木。
- 血压增高，心跳变慢。
- 胆固醇水平增高。

如果你有 5 项或更多的答案是肯定的，就一定要去查查甲状腺功能了，即使不到 5 项，检查一下也有益无害。

你有"隐形"炎症吗？

很多妇科炎症都容易被忽视，原因就是症状不明显，等到出现明显症状，病情已经比较严重了。比如很多女性觉得腰不舒服，认为是自己腰椎不好，久坐等，其实也可能是"隐形"的炎症在捣乱，如宫颈炎、盆腔炎等。

在治疗上，抗感染治疗的同时，可以配合中药灌肠、泡脚等来调理。

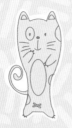

什么时候生二胎?

顺产后多久可以怀二胎?

如果第一胎是顺产，那么恢复期相对较短，一般只要经过 1 年，产后女性的生理功能就可以基本恢复。到那时，别忘了做孕前检查，看看输卵管、子宫等生殖器官是否适合再生育，如果一切正常，就可以怀第二胎。

剖宫产后多久可以怀二胎?

剖宫产后短期内，子宫切口不一定能愈合得很好，加之瘢痕会使切口弹性减弱，不牢固，在孕末期或分娩时瘢痕有可能裂开，使子宫穿孔或破裂，导致大出血，甚至危及生命。

所以，为了使切口愈合得更好，最好两年后再怀第二胎。在计划外的这段时间，一定要做好避孕措施。

第一胎早产，多久可以怀二胎?

早产后，子宫至少需要 3 个月的时间才能完全恢复，有些器官完全恢复可能还要更久一些，因此，最好 1 年后再怀第二胎。

为了预防第二胎再次早产，一定要做好孕前检查，了解可能引起早产的原因，以便采取相应的措施。

流产后，多久可以怀二胎？

即使流产了，身体也已经进入了一个怀孕的过程，各器官也已经为适应怀孕而发生了相应的变化，如果短时间内急于再次怀孕，身体尚未完全恢复，对自己和宝宝都是不好的，最好等半年到一年后再怀孕。

停止服药后，多久可以怀二胎？

如果你在长期服用药物，是不宜立即怀孕的，因为卵子发育成熟约需 14 天，在此期间，卵子容易受到药物的影响。

一般来说，在停用药物 20 天后受孕，就不会影响到宝宝。有些药物产生影响的时间可能更长些，最好在备孕时向医生咨询，请医生帮你确定怀孕时间。

暂不要二胎，记得用可逆避孕法

区别于绝育方法，可逆避孕法也就是停止后不影响再次怀孕的避孕方法，主要有：

避孕套（包括女用避孕套）、阴道隔膜（也叫子宫帽）、宫内节育器、皮下埋植剂、长效避孕针、阴道避孕药环、避孕贴片、外用避孕药（杀精剂）、口服避孕药等。

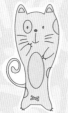

避孕失败了，可以要宝宝吗？

🐱 这些情况下，避孕失败不影响宝宝

如果使用的是避孕套、阴道隔膜等屏障避孕，或者安全期避孕、体外排精等没有药物参与的避孕方法，避孕失败的实质其实是没能阻止精子和卵子的相遇。在这种情况下，精子和卵子并没有受到损伤，当然也不会影响到宝宝，是可以继续怀孕的。

🐱 吃口服避孕药时怀孕怎么办？

如果吃口服避孕药期间怀孕，最好不要继续妊娠，因为口服药物已经对子宫内环境造成了影响，很可能会使胚胎受损。

如果你很想留住这个宝宝，孕期就需要通过一些检查确认宝宝是否健康：

❶ 孕 6~8 周，取绒毛组织进行染色体检查。

❷ 孕 11~13 周，做胎儿颈部透明度检查（NT），评估染色体异常的风险。

❸ 孕 15~19 周，抽取孕妇外周血，检查有无胎儿 21、18、13 对染色体异常。

❹ 孕 16~20 周，也可做羊膜腔穿

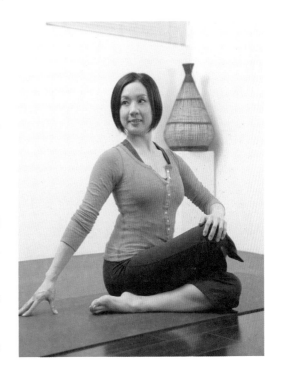

刺，抽取羊水，取其中的胎儿细胞进行培养，分析胎儿染色体核型，了解有无染色体异常。

❹ 孕 20~24 周，需要做产前诊断超声，看宝宝的大体形态和内脏结构有没有异常。

一旦发现异常，就需要及时终止妊娠，以免生出有缺陷的宝宝。

吃紧急避孕药后怀孕怎么办？

如果你服用的紧急避孕药属于孕激素受体拮抗剂，如米非司酮，是对宝宝有潜在致畸作用的，这种情况下最好终止怀孕。

如果你服用的紧急避孕药属于孕激素类，目前研究认为，这类药物并不会使宝宝出现明显的先天性疾病，可以继续怀孕，但也要坚持做产前检查，检查的内容和时间与服用口服避孕药怀孕后一样。

使用节育器时怀孕怎么办？

据统计，如果在使用宫内节育器期间怀孕了，有半数会发生流产、早产甚至死胎的情况，随着宝宝在子宫内长大，宫内节育器还会套住宝宝的肢体。因此，在使用宫内节育器期间，一旦发现自己怀孕了，要及早进行人工流产，并取出节育器。

使用杀精剂后怀孕怎么办？

外用避孕药（杀精剂）是一类酸性的药物，具有强烈的杀精作用。如果在使用杀精剂后避孕失败，说明所含的杀精剂失效了，这种情况下一般不会对宝宝有影响，但保险起见，孕期也要做好上文提到的各项检查。

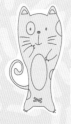

第一胎产后避孕了，怎么安全复孕？

😺 怎样停用屏障避孕法？

屏障避孕方法主要包括避孕套、避孕膜、宫颈帽或避孕海绵等避孕方法。避孕原理都是阻止精子和卵子接触。这类屏障避孕用具不会影响到生殖系统，打算怀孕时，只要停用就可以。

😺 停用口服避孕药后多久能怀孕？

生了大宝后，如果你通过长效口服避孕药来避孕，那么在怀二宝前，最好停用避孕药 6 个月，这期间改用避孕套避孕。

因为长效口服避孕药属于激素类避孕药，它们的作用比天然激素强若干倍，如果停了避孕药就怀孕，可能会造成宝宝的某些缺陷。

此外，长效口服避孕药的吸收代谢时间也比较长，它们通过肠道进入体内，在肝脏内代谢和储存。停药后，体内残留的避孕药需 6 个月才能被完全排出体外。在这 6 个月内，尽管体内残留药物的浓度已经没有避孕作用了，但仍有致畸的可能。

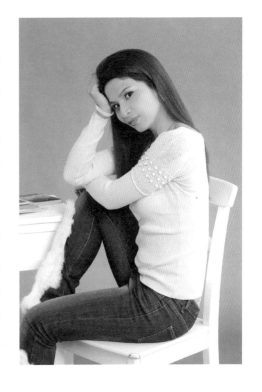

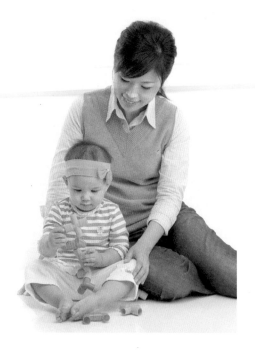

怎样停用避孕针？

准备停用避孕针时，在注射最后 1 支后，从月经来潮第 5 天开始，开始按正确的用法服用短效避孕药 1 号或 2 号，这样用上 2~3 个月经周期。这样做是为了防止突然停用避孕针后发生月经紊乱。

停用长效避孕针后，排卵可能会延迟，也就是说，停药后生育能力不能立即恢复，而是在一段时间后逐渐恢复。

同时，为了避免避孕药的致畸作用，准妈妈最好在停药半年后再准备怀孕，在此期间，可以选择工具避孕方法，如避孕套等。

取出皮下埋植剂后多久能怀孕？

皮下埋植剂一旦被取出，它所释放的激素在女性血液中的浓度很快就会下降，一般 4~5 天后就从血浆中清除了。所以在月经恢复正常后，准妈妈就可以计划再怀孕了。

用过皮下埋植剂，会影响宝宝吗？

临床实践表明，取出皮下埋植剂后再怀孕，发生宫外孕、自然流产、死胎或先天畸形等情况的风险并不会增加，所以你大可不必担心。而且无论你使用皮下埋植剂避孕多久，只要取出都不影响生育能力的恢复。

停用避孕贴片后多久能怀孕？

对许多女性来说，一旦停止使用避孕贴片，生育能力就会再度恢复，但也有一些女性可能要花一个月左右或更长时间才能开始再次排卵。一般来说，停用避孕贴片后，最好过 3~6 个月再考虑怀孕，在此期间改用更安全的屏障避孕方法。

停用阴道药环后多久能怀孕?

停止使用阴道避孕药环后，最好等 3 个月后再怀孕，在这段时间内，可以采取更为安全的屏障避孕方法。

孕前你也可以做一个全面的妇科检查，了解使用阴道药环期间身体有没有出现什么变化，同时注意观察停用后有没有阴道流血等异常，发现异常状况就可以及时处理。

取出节育器后多久能怀孕?

宫内节育器应该在月经干净后 3~7 天取出，取出后很快就能恢复生育能力。

但无论使用了多长时间，宫内节育器作为一种异于身体组织的物体，都会对子宫黏膜有一定的影响。因此，取出节育器后，你需要给子宫内膜一个恢复的时间，最好是在月经恢复正常并来潮过 2~3 次后，再怀二宝。

如果你不确定自己是不是已经恢复好了，就观察一下取出后第 1 个月的月经:

如果月经持续的时间和量与放置前差不多，就说明恢复得较好，可以准备怀孕了。但如果淋漓不净或量很多，为了使宝宝有个健康的"小床"，还是要检查一下宫腔内是否有异常情况。

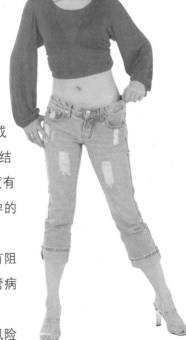

输卵管复通术有多大效果?

第一胎产后，如果做了输卵管结扎，复通术后成功怀孕的可能有多大，与当时结扎的方法、部位和结扎后的并发症有关，也与复通术后的输卵管的长度有关（如果输卵管长度大于 5 厘米，复通后成功受孕的可能性就更大）。

但如果除了结扎的影响，你的输卵管本身也有阻塞的情况，那么复通后怀孕的成功率就要看输卵管病变的情况了。

需要了解的是，复通术后再怀孕，宫外孕的风险会增加，约有 4% 的几率会发生宫外孕。而女性的年龄越大，出现宫外孕的可能性也会越大。

输卵管复通术适合你吗?

如果自从上次结扎后，没有发生过严重的疾病，月经正常，卵巢功能正常，生殖器官也没有明显的病变，是可以考虑做输卵管复通术的。

但如果有以下情况，就不适合做输卵管复通术了:

❶ 结核性输卵管炎。

❷ 两侧输卵管都有多处的阻塞。

❸ 急性盆腔炎、腹膜炎，或严重的盆腔粘连。

❹ 卵巢功能衰竭，或由于其他原因导致无排卵，或月经紊乱。

❺ 严重的急、慢性疾病，不适宜再生育。

❻ 精液存在问题，或其他原因导致男方不育。

做输卵管复通术要注意什么?

输卵管复通术最好选在月经干净后 3~7 天，如果你的时间安排不过来，也可以选在排卵期前。

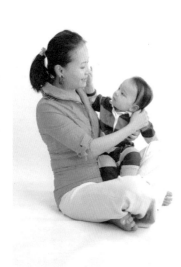

手术前，要做好全身体检和妇科检查。也要详细地告诉医生上次结扎的手术方式、结扎后的情况如何，便于医生判断你的情况，排除其他可能导致不孕的原因，以免做了复通术后仍然不能怀孕。

如果你发生过可能会导致输卵管感染的疾病，就需要在术前 1 个月做子宫输卵管造影，必要时也可能要做腹腔镜检查，以确定输卵管的结扎或阻塞部位。

在手术期间和手术后，医生都会给你使用抗生素预防感染，一般会用药 2~3 天。术后要尽早翻身，术后 24 小时就可以起床活动了。

男性结扎后，并不影响生育功能

医学研究表明，男性在输精管结扎后，并不会影响到睾丸内精子的形成。即使在输精管结扎后 6 年以上，男性睾丸依然可以有良好的生精功能和分泌男性激素的功能。

这是因为，即使不通过输精管，睾丸产生的精子和液体也可以由附睾来吸收，所以输精管结扎可以避孕，却不影响睾丸持续地产生精子。

所以，生完第一个宝宝后，如果做了输精管结扎术，打算生二宝时，是可以考虑做输精管吻合术的。

哪些情况会影响输精管吻合术效果？

如果输精管在结扎前，精液本身的质量就较差，那么输精管吻合术也无法提高精液的质量。

在输精管吻合术前，附睾有精子肉芽肿形成。

结扎以外的其他因素（如局部炎症）使输精管或附睾管发生了阻塞。

输精管结扎后，附睾和睾丸发生了变化，使精子数目减少，生育能力下降。

输精管结扎后，如果有精索静脉曲张，生殖系感染等情况，也会影响男性生育能力。

如果男性超过 40 岁以上，或输精管结扎超过 7 年，输精管吻合术的效果也会差一些。

输精管的远端或近端不直，尤其是输精管的结扎部位靠近附睾时，吻合时很难使吻合口对合整齐，造成吻合失败。

输精管结扎后，女性体内有50%~60%的可能会产生精子抗体，会对怀孕产生一定的阻碍。

女性的生育力也会随着年龄增长或其他因素而减低，所以，也不能完全用是否怀孕来判断输精管吻合术的效果。

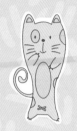

二胎怀孕有什么不同?

二胎怀孕的身体变化

已经有了一次孕育经历,你可以很快适应第二次怀孕,处理起各种孕期问题也会更得心应手了。但不论身体上还是情绪上,两次怀孕的情况都会不大相同,所以除了参考自己的经验,你还需要留意一些额外的状况。

孕期不适可能更明显

第二次怀孕时,你可能比上次更容易疲劳,更需要注意休息。

你也可能发现骨盆关节的疼痛比上次出现得更早、更厉害,更需要注意自己的坐姿、站姿和睡姿。

如果第一胎怀孕时出现过静脉曲张、痔疮或者漏尿等,这次可能还会发生,但至少你这次更知道该怎么处理了。

如果你在第一次怀孕后出现过尿失禁或阴道脱垂的情况,这次症状可能会更明显,但宝宝出生后会有所恢复的。

如果第一胎时你出现了孕期或产科并发症,如孕期高血压、糖尿病、肝内胆汁淤积症,那么第二胎时这些情况很可能还会发生。但值得安心的是,你现在知道该怎么安排饮食、用什么药物、看哪位专家了,家人也更知道怎样照料你,你们都能从上次怀孕中汲取经验。

由于身体已经孕育过一个宝宝,子宫腔容积有所增大,腹壁也会相应松弛,使第二胎比第一胎更容易发生巨大儿的情况,从而出现难产、产后出血等问题。因此孕前就要加强健身,增加肌肉及韧带的弹性,并合理控制体重,减少出现各种并发症的可能,这样就为顺利度过第二次孕期增加了保障。

在后面的章节中，我们会依次讲到怎样保健使第二胎怀孕更轻松、怎样预防各种孕期及产科并发症、怎样让第二胎产后恢复得更好，但更重要的是你要坚定信心、放松心情。积极乐观地去迎接你的第二个宝宝，你也许会觉得第二胎孕期过得飞快，还没怎么做好计划安排和准备，转眼间就到了预产期。

二胎还有早孕反应吗？

早孕反应之所以会发生，是怀孕后身体各种变化的共同结果，如人绒毛膜促性腺激素（HCG）和雌激素水平的迅速升高。

第二胎怀孕时，大部分孕妈咪的早孕反应都不会像第一胎时那样明显，因此，你更不用因为再次怀孕而有太大压力，放松心情，恶心呕吐等不适会离你更远哦！

第一胎有出生缺陷，会影响第二胎吗？

第一胎出生缺陷，不意味着二胎也有

拿先天性心脏病来说，如果大宝不幸患有先心病，二宝患病的危险也只有1%~2%，因为使宝宝患上先心病的原因主要是怀孕5~8周时的一些内在或外在因素。所以，当你准备怀二宝时，注意避免会造成宝宝出生缺陷的不良因素即可。

这次怀孕，避免造成出生缺陷的因素

在怀孕的最初3个月内不要被病毒感染、避开放射性辐射、不要应用某些会致畸的药物，也要纠正营养缺乏、对有可能导致宝宝出生缺陷的遗传因素进行筛查。

做好出生缺陷的筛查

如果大宝不幸患有遗传疾病或某些出生缺陷，你们双方就一定要在二胎孕前做染色体检查。

如果你们双方或一方家族中可能有遗传病，长时间地接触过放射线、同位素、铅、磷、汞等有毒物质或化学制剂，或你有过原因不明的流产、死胎或新生儿死亡的情况，

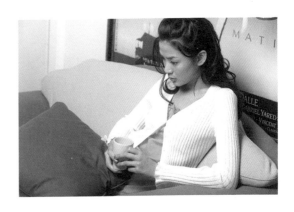

你们双方也都有检查染色体的必要。

到了孕期，除了常规的产检，怀孕 6 个月时可以检测宝宝心脏的情况，还可以通过排畸彩超发现宝宝是否存在唇腭裂等发育异常。

第一胎时血糖异常，这次也会吗？

如果上次怀孕时出现了孕期糖尿病，再次怀孕时，复发率高达 33%~69%，孕期患糖尿病的几率也会增加，17%~63% 会发展为 2 型糖尿病。所以，如果你在第一胎时有糖耐量异常，二胎孕前记得去做空腹血糖和糖化血红蛋白的检测，以确定孕前没有患糖尿病。

二胎怀孕期间，不要吸烟，少吃点盐，合理安排饮食和作息并适度进行锻炼，也可以预防和减少糖尿病的发生。

二胎更易发生前置胎盘

什么是前置胎盘？

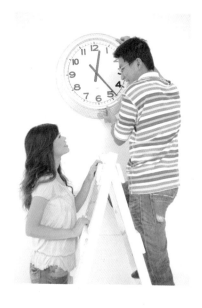

正常怀孕时，胎盘应该附着在子宫体部的后壁、前壁或侧壁。如果胎盘附着在子宫下段或覆盖在宫颈内口，位置低于宝宝的先露部，就是前置胎盘了。

前置胎盘的危险

前置胎盘会造成怀孕末期出血，容易引起早产。发生前置胎盘时，也可能导致宝宝发生宫内窘迫、严重缺氧而死亡，或因早产生命力差，出生后死亡。

前置胎盘时，胎盘也有可能植入子宫下段的肌层中，使产后胎盘剥离不全，发生产后大出血。

如果第一胎剖宫产，胎盘一旦种植在手术切口上，很容易使子宫下段肌肉收缩不良，导致分娩后胎盘虽剥离，血窦却不容易缩紧闭合，发生产后大出血，严重时不得不切除子宫，个别情况下还会威胁妈咪的生命安全。

产后，由于前置胎盘的胎盘剥离面接近宫颈外口，细菌就很容易从阴道侵入胎盘剥离面，再加上发生前置胎盘时妈咪会贫血，体质虚弱，所以也容易引起产褥感染。

🌸 **哪些妈咪更需留意前置胎盘？**

① 上次怀孕时发生过前置胎盘。

② 曾做过子宫里的手术，如宫腔诊刮术、子宫肌瘤剔除术、人工流产刮宫术等。

③ 这次怀了双胞胎或多胞胎。

④ 吸烟。

⑤ 子宫内膜有炎症。

二胎怀孕时，你一定要定期产检，发生异常要及时告知医生。在第三篇里，我们会说到怀孕期间怎样避免前置胎盘的危险，一旦出现前置胎盘该怎样应对。

🌐 二胎更易发生宫外孕

🌸 **以往疾病的影响**

女性随着年龄增长，发生各种疾病和经历手术的机会也增多，输卵管和子宫等出现异常状况的机会更多，包括：

① 发生过慢性输卵管炎，会引起输卵管粘连、管腔堵塞等异常。

② 发生过阑尾炎、盆腔结核腹膜炎、子宫内膜异位症，也会导致输卵管堵塞或蠕动异常。

③ 有盆腔肿瘤时，肿瘤的牵拉和压迫也会使输卵管发生形状上的改变或堵塞。

④ 做过盆腹腔手术，术后可能发生盆腔粘连。

⑤ 做过输卵管粘连分离术、再通术等，术后手术部位的变化会影响受精卵的运输，使受精卵停留在输卵管上着床。

🌸 **会造成宫外孕的其他因素**

曾发生过宫外孕的妈咪，再次怀孕仍然会有宫外孕的可能性，甚至更高了。

内分泌的异常与工作压力等精神因素也会引起输卵管的异常或痉挛，造成输卵管妊娠。

🌐 怎样预防二胎宫外孕？

🌸 **良好的生活习惯和作息**

尤其要避免吸烟和饮酒，尼古丁和酒精对妈咪及宝宝都有不良影响。

● 及时治疗生殖系统疾病

炎症是造成输卵管狭窄的罪魁祸首，人工流产等宫腔操作更是增加了炎症和子宫内膜进入输卵管的几率，进而导致输卵管粘连狭窄，增加了发生宫外孕的风险。子宫肌瘤、子宫内膜异位症等生殖系统疾病也都可能改变输卵管的形态和功能。及时治疗这些疾病都可以减少宫外孕的发生。

尤其值得注意的是，如果发生输卵管炎，一定要及时治疗。输卵管是受精卵到达子宫的必经之地，输卵管的内壁上一般有纤毛，正常情况下，受精卵通过纤毛的摆动以及输卵管平滑肌的蠕动，从而被送到子宫腔。如果输卵管发炎，女性的输卵管壁黏膜皱襞将会发生粘连，导致管腔变窄，同时纤毛也会缺损，管壁平滑肌蠕动减弱，这样受精卵就无法顺利到达子宫腔，而在输卵管外着床，导致宫外孕的发生。

● 怀孕和避孕

选择双方心情和身体状况俱佳的时机怀孕。如果你暂不打算怀二宝，就要做好避孕，良好的避孕可以从根本上杜绝宫外孕的发生。

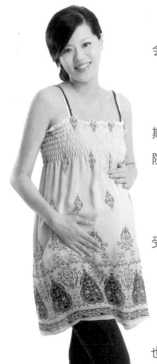

● 不要过度清洁私处

经常使用阴部洗剂（无论是市售还是自配的）冲洗阴道，会使宫外孕的风险增加 3~4 倍。

● 注意卫生，避免感染

了解预防宫外孕有哪些常识，留意经期、产期和产褥期的卫生，防止生殖系统的感染，假如已经发病应该及时去医院。

● 采用助孕技术

比如试管婴儿技术，精子和卵子在体外顺利结合之后，受精卵可以被送回母体的子宫安全孕育。

● 头胎剖宫产，留意剖宫产疤痕妊娠

二胎怀孕时如果出现不规则流血，不一定是先兆流产，也可能是剖宫产疤痕妊娠引起的。

⬟ 什么是剖宫产疤痕妊娠？

剖宫产术后子宫疤痕妊娠，是指绒毛种植于剖宫产子宫切口疤痕处，妊娠物完全位于子宫腔外，周围被子宫肌层及纤维疤痕组织所包围。再次怀孕时，受精卵通过窦道侵入疤痕处肌层内种植。随着妊娠的进展，绒毛侵入子宫肌层，就有可能引起胎盘粘连，穿透子宫壁而引起子宫破裂、大出血，甚至危及生命。

⬟ 剖宫产疤痕妊娠怎么办？

处理剖宫产疤痕妊娠，主要是要及时终止妊娠、预防子宫破裂、大出血等严重并发症。但由于剖宫产疤痕妊娠时，孕卵着床部位的肌层非常薄弱，如果盲目刮宫，有可能会因血管不能闭合而引起致命性大出血，因此一般不提倡贸然行清宫术。

当确诊为子宫疤痕妊娠后，医生会根据病灶部位、孕囊侵入子宫壁的深度以及对生育的要求等来制订适宜的处理方案，如药物治疗、切除病灶、介入治疗等。

🐾 第二胎更要当心流产

很多女性在怀二胎时，年龄已经偏大，卵子也随之达到"高龄"的状态。一旦卵子老化，质量就会下降，受精卵在分裂时，染色体异常的几率就会增高，导致流产。

此外，生过第一胎后，可能会有宫颈内口松弛的问题，也会导致胎膜破裂而流产。

有些流产是属于无法防止的流产，也就是不论以何种方法都不能避免其发生流产。绝大部分的自然流产都是胚胎不健全所致，这些萎缩变形的卵泡有 60%~70% 是因为染色体异常或受精卵本身有问题，受精卵长到某种程度后，就会萎缩，从而发生胚胎停育、流产。对此，孕妈咪们也不要太难过，因为这类流产是属于一种自然淘汰，是为了防止生出一个不健全的宝宝。

🐾 怎么预防第二胎流产？

❀ 尽量在适孕年龄生产，不要当大龄产妇或大龄产爸。

❀ 谨记自己的月经日期以及可能受孕的时间。

❀ 注意均衡营养，补充维生素与矿物质。

❀ 养成良好的生活习惯，起居要规律，学会缓和不良情绪和缓解工作压力。

❀ 改善工作环境，避开所有的污染物质。

❀ 孕前要检查有无任何感染，必要时先用抗生素彻底治疗。

❀ 如果黄体期过短或分泌不足，最好在月经中期和怀孕初期补充黄体素。

❀ 如果你患有内科合并疾病，应先积极治疗，最好等病情得到控制或稳定一段时间以后再怀孕。

❀ 如果子宫颈闭锁不全，最好在孕 14~18 周做子宫颈缝合术。

❀ 如果有习惯性流产（自然流产超过 3 次以上），应该进行详尽的检查，包括妇科 B 超检查、血液特殊抗体监测、内分泌荷尔蒙测定和夫妻双方血液染色体分析等。

头胎剖宫产，这次要预防子宫破裂

子宫上的瘢痕，在二胎怀孕和分娩时有发生破裂的风险。如果你是瘢痕子宫，也就是曾因为剖宫产、子宫肌瘤剔除、子宫破裂或子宫穿孔等原因在子宫上留下了瘢痕，或者在第一胎剖宫产后，子宫下段的伤口有较明显的延裂，生二胎时发生子宫破裂的风险都会增加。所以，剖宫产后，最好等两年到两年半后再怀第二胎。

怎么判断子宫破裂的风险？

第二胎发生子宫破裂的风险与很多因素有关，比如剖宫产后伤口愈合的情况，二胎怀孕时子宫的张力。而怀孕时子宫的张力又与宝宝的大小、羊水量的多少等有关。你可以在孕前就向医生咨询，请医生帮你判断。

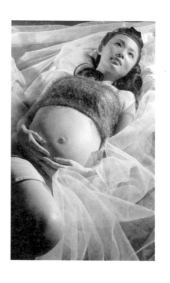

怎样预防子宫破裂？

剖宫产后再怀孕，一定要按时做好每一次产前检查。

随着怀孕月份增大，要留意观察身体有无异常情况，平时要注意是否有宫缩、子宫是否敏感、子宫瘢痕部位是否有压痛。

孕末期，还需要通过超声检查了解你原先手术瘢痕的位置、子宫下段前壁的厚度、胎盘的附着是否有异常。

最好在预产期前 1~2 周住院待产。因为子宫破裂一般并没有明显的前兆症状，通常会表现为腹痛、阴道出血、胎动异常、胎心异常、血尿等情况。如果真的发生了子宫破裂，可能会有比较严重的腹痛、阴道出血、腹腔内出血、低血容量休克等表现。如果没有住院，那么一旦出现类似子宫破裂的症状，或有任何其他的不适，应该及时就诊。

🐾 二胎更易发生母儿血型不合

如果宝宝从爸爸那里遗传的血型抗原正是你所缺少的，你的体内就会产生抗体，这种抗体会经过胎盘进入宝宝体内，引起免疫反应，使宝宝的红细胞凝集、破坏，发生溶血，导致流产或死胎。

主要有两类情况：

❶ 第一种溶血情况

比如你是 O 型血，爸爸是 A 型、B 型或 AB 型血，如果宝宝也是 O 型血，就会平安无事，但如果宝宝获得了爸爸的血型抗原，成为了 A 型、B 型或 AB 型血，你的体内就可能产生对抗宝宝血细胞的抗体，通过胎盘进入宝宝体内，破坏宝宝的红细胞，发生溶血。但并不是所有 O 型血的妈妈都会发生母儿血型不合，这取决于母体内抗体的多少。

这类情况下的溶血可以在第一胎就发生，病情会随着怀孕次数的增加而加重。

❷ 第二种溶血情况

再如你是 Rh 阴性，爸爸是 Rh 阳性，宝宝如果获得了爸爸的血型抗原，成为了 Rh 阳性血型，那么，宝宝体内带有 Rh 阳性抗原的红细胞就会通过胎盘进入你的血液，产生相应的血型抗体，这种抗体又会通过胎盘进入宝宝的血液，破坏宝宝的红细胞，从而发生溶血。大多数 Rh 血型不合的宝宝出生后 24 小时内病情进展较快，往往引起严重的后遗症或死亡。

这类情况下的溶血很少出现在第一胎，随着怀孕次数增多，发生溶血的几率就会增大。

如果你的大宝出生时有新生儿重症黄疸，或被确诊为新生儿溶血症，那么二胎怀孕时就要加倍小心，避免母儿血型不合对二宝的伤害。如果你曾发生过不明原因的流产、早产或死胎，第二胎怀孕时也要当心母儿血型不合的可能，做好产前检查，提前采取预防措施。

二胎孕期更易静脉曲张

孕期子宫和卵巢血容量增加，影响到下肢静脉回流。增大的子宫又会压迫到盆腔里的静脉，使静脉曲张更严重。孕期越往后发展，下肢和外阴部的静脉曲张越厉害。由于之前的怀孕经历，再次怀孕时子宫更容易扩张，增大也相对更明显，所以二胎时静脉曲张也更容易发生，并可能会更严重。

静脉曲张会带来许多不适，如腿部沉重感、热感、肿胀感、蚁走感、疼痛、痉挛等。这种不适会由于站立、疲劳或气温高而加重，傍晚会更明显。

头胎妊娠纹还未消，二胎时怎么补救？

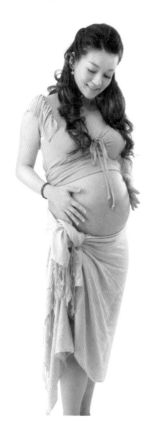

了解妊娠纹出现的原因

❶ 皮肤拉伸：怀孕期间体重增加，引起皮肤拉伸，而妊娠纹的严重程度就与皮肤的拉伸程度有关。正如有些女性身上的肥胖纹，即使没有怀孕也会长纹，就是体重变化的缘故。妊娠纹开始时可能会发红或呈浅褐色，具体会呈现什么颜色则取决于你的肤色。但在生完宝宝后几个月，妊娠纹的颜色就会越来越淡，变成细细的银色或淡褐色的条纹。

❷ 皮肤胶质层被破坏：皮肤受到拉伸时，皮肤的底层也会被拉伸，使胶质层受到破坏，出现细小的撕裂，而我们的皮肤正是靠胶质层才能有弹性。

针对原因采取对策

了解了妊娠纹产生的原因，你就可以采取相应的对策了。在二胎孕期，最好从孕前开始，就围绕控制体重增长和增加皮肤弹性两方面来进行补救。由于方法和个人体质的不同，你也许不一定能完全阻止和消灭妊娠纹，但你一定能降低妊娠纹的严重程度。

在第三篇和第五篇中，我们会分别谈到孕期怎样预防和减轻妊娠纹，以及产后妊娠纹若迟迟不消，你还可以选择哪些补救方法。

二胎产后，宫缩更痛

二胎产后1周内，可能会常出现阵发性的下腹痛，也就是产后宫缩痛，尤其产后3~4天内更明显。

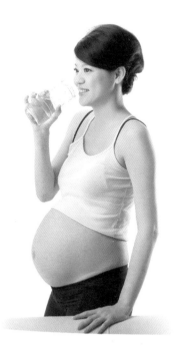

这是因为产后子宫为了复原，会阵发性地收缩，引起局部血管缺血，组织缺氧，神经纤维受到强烈的挤压，从而产生疼痛。

初产时，子宫肌纤维较紧密，产后宫缩不是很强烈，疼痛不明显，子宫复原所需时间也短些。

随着孕产次数的增加，子宫肌肉中含弹性纤维的平滑肌变少，弹性差的结缔组织却变多，导致子宫肌层弹性降低，收缩力变弱，子宫复原就相对更难，复原所需时间（也意味着疼痛持续时间）就相对延长了，疼痛的程度也相应加重了。

二胎产后，子宫复旧要更久

算上第一胎的孕产历程，你的子宫肌纤维已经受过两次长时间的拉伸，因此二胎产后，子宫的弹性与恢复能力相对降低。加上生二胎时，身体素质或多或少有所下降了，子宫复旧的速度就比第一胎时相应慢了些。如果在分娩过程中因为宫缩乏力等问题使产程延长，或发生难产，子宫复旧的进度就更容易减慢。

所以生了二宝后，你更要关注子宫复旧的情况，如果发现子宫可能复旧不良，就要及时采取措施。在第五篇中，我们会谈到二胎产后怎样预防子宫复旧不良，以及子宫如果出现了复旧不良的迹象，你需要采取什么措施。

二胎产后，护理要更用心

生二胎时，也许精力和体力都不如第一胎时了。十月怀胎和分娩，会消耗你很多体力，加上很多大龄妈咪都是剖宫产，身体恢复会更慢，子宫恢复原状也要更久，而你很关注的身材、皮肤等，更需要用心恢复了。

所以，二胎产后普遍存在恢复缓慢的问题，产后护理和调养就显得尤为重要，你需要注意这些问题：

⬠ 温补自己

不要因为分娩消耗了很多体力，想要快速恢复，就大补特补。因为产后身体还很虚弱，大补反而会吃不消。

生完二宝，月子期间要吃些清淡、有营养、易消化的食物，同时多吃补血的食物，补充蛋白质以促进伤口愈合，如牛奶、鸡蛋、海鲜等动物蛋白和黄豆等植物蛋白。

⬠ 别让自己操劳

整个月子里，你都应该在空气流通的地方静养。尤其是剖宫产后，如果过早负重或操劳家务，会导致创口愈合不良。

⬠ 别让自己产后抑郁

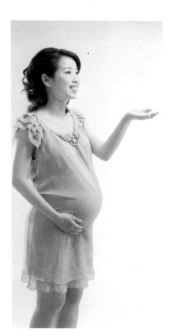

生二胎时，你已经有了不小的压力，加上体内激素的变化，也许自己并不察觉，但二胎产后你会比第一胎产后更容易抑郁。

抑郁的情绪不仅不利于宝宝的身心发育，而且会对自己的健康带来伤害。因此，和家人好好沟通，在他们的帮助下让心态阳光起来，是很有必要的。如果需要，你还可以求助于心理医生，专业的建议和开导对产后恢复也非常有益。

⬠ 做好产后避孕

好不容易克服种种风险顺利分娩，你的身体和精神都刚打过一场硬仗。二胎产后恢复相对缓慢，卵巢功能等都不在最好的状态，所以短期内你的身体不适宜再次怀孕，在第五篇里，我们会讲到产后如何安全有效地避孕。

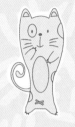

二胎生产，你有什么困惑？

🌐 第一胎早产，二胎也会吗？

⬟ 二胎早产风险增加，但不绝对

早产的风险的确跟早产史有关，发生过早产，下次怀孕仍早产的几率会增加一些。但先不要紧张，因为很多第一胎早产的妈咪第二胎都能足月分娩。

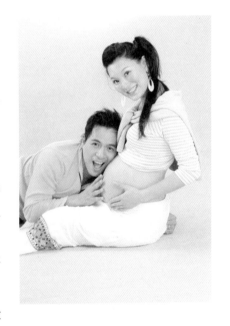

⬟ 做好孕期保健，减少早产诱因

发现自己怀上二宝后，要尽早进行孕期保健，孕期尽量不漏掉每次产检，以便及时发现问题。平时注意休息、保持健康的饮食和作息、远离烟酒、积极避免生殖道感染等，都有助于预防早产。

随着孕周的增加，医生会为你做细致的检查，观察是否有早产的迹象。多和医生沟通，让医生帮你排除泌尿系统感染等会导致早产的因素。比如第一胎早产是宫颈机能不全或其他宫颈病变导致的，那么这次就可以采取措施（比如做宫颈环扎术），尽量预防再次早产。

生殖道感染也可能上行传播引起子宫内感染，导致胎膜早破或早产。因此，常规检查阴道分泌物，及时发现问题，及时治疗感染，对预防早产也很重要。

心态平和更有利

知道自己有可能再次早产，也许你会不安，但另一方面，警觉性的提高使你能够更细心地监控自己孕期的状况，尤其是在接近上次早产的孕周时。尽量保持身体健康和心情舒畅，你才能在宝宝待在你子宫内的时间里给宝宝最好的呵护，一味的担忧可是会起到反作用的。

早做待产准备

提前做好待产的各项准备，如果你发现有任何早产的迹象，比如腹部疼痛或阴道分泌物增多，就尽快去医院。

第一胎剖宫产，是否二胎也要剖？

剖宫产后顺产有风险

❶ 前置胎盘：经历过剖宫产的子宫属于瘢痕子宫，发生前置胎盘的可能性会增加，在怀孕和生产过程中，你和宝宝都容易出现问题，并且一旦发生，危险性很高。

❷ 胎盘植入：就是胎盘植入过深，使分娩时胎盘不能正常剥离，可能会引起致命性的大出血，或需要切除子宫。

❸ 剖宫产瘢痕妊娠：就是胚胎长在了剖宫产留下的瘢痕上。剖宫产瘢痕妊娠属于危重疾病，有引起子宫破裂和无法控制的阴道大出血的风险，会危及生命。

❸ 子宫破裂：分娩过程中，曾被缝合的子宫伤口，可能会无法承受子宫剧烈收缩产生的压力而破裂，给你和宝宝带来危险。

这些情况下，二胎仍需剖宫产

❀ 第一胎时，促成你选择剖宫产的指征依然存在，如骨盆狭窄、头盆不称、胎位不正、软产道畸形或狭窄、某些内外科合并症如心脏病等。

❀ 第一胎剖宫产后，你子宫上的切口愈合得不好，有切口厚薄不匀、切口瘢痕过薄、切口瘢痕破裂等情况。

❀ 第一胎剖宫产时，子宫上的切口是垂直形切口（纵形切口），或 T 形切口等子宫随机切口，那么二胎时子宫破裂的危险会增加，不适合尝试阴道分娩。

❀ 第二胎怀孕期间，出现了严重的产科并发症，如重度先兆子痫、前置胎盘、胎盘早剥等，不适合阴道分娩。

❀ 第二胎怀孕期间，宝宝遇到了问题，如宝宝宫内缺氧、多胎妊娠、宫内感染、宝宝过大等。

❀ 如果第二胎尝试阴道分娩，但在试产过程中发现产程进展不顺利，或出现宝宝在子宫内缺氧、子宫瘢痕有先兆破裂的迹象，都需要紧急进行剖宫产手术。

😊 第一胎剖宫产，二胎能顺产吗？

如果第一胎剖宫产是因为一些难以改变的原因，比如骨盆狭窄，那么这次很可能仍需剖宫产。

如果第一胎剖宫产的原因现在已经不存在了，比如宫颈扩张缓慢、宫缩差等，并且也没有其他需要剖宫产的原因出现，剖宫产瘢痕也恢复良好，并且距离上次生产已经超过两年（相隔时间长，二胎顺产的成功率更高），那么这次是可以尝试顺产的。但记得孕期一定要做好每次产检，请医生关注子宫和宝宝的状况，一旦出现出血、腹痛等情况就要立即就诊。

如果顺利度过了孕期，决定顺产了，产前也要做B超检查，分娩过程中也要有医护人员密切关注，留意你宫缩的节律、强度、是否有不协调宫缩（如病理性缩复环的出现），子宫下段是否有压痛，是否有血尿、胎心异常等情况，产程进展是否顺利等。如果你自己感到不适，也要及时反馈给医生。

😊 剖宫产后，怎么判断二胎能否顺产？

❀ 剖宫产切口愈合良好，并且是位于子宫下段的横形切口。腹部皮肤表面的手术瘢痕类型不代表子宫切口的瘢痕类型，它们也可能不一致，最好请医生核实一下你剖宫产时的手术记录，并确定使你第一胎剖宫产的原因已经不存在了。

❀ 二胎孕期没有出现会给顺产带来危险的合并症。

❀ 你的骨盆测量值正常，尤其是骨盆横径够大，能让宝宝安全通过。

❀ 第二胎是单胎，胎位是头位。宝宝不是巨大儿，宝宝的大小也与骨盆相称。

❀ 除了剖宫产，你没做过其他较大的子宫手术，如子宫肌瘤剔除术、子宫畸形矫正术。或虽然做过子宫手术，但经检查确认你的子宫切口愈合良好，有充足的厚度和较好的弹性，切口处厚薄均匀。

❀ 你从未发生过子宫破裂。

😊 第一胎剖宫产，二胎顺产有什么好处？

❶ 若能避免再次剖宫产，你也就避开了腹部大手术和与手术相关的各种风险，如出血过多。

❷ 顺产后出现一些感染的几率会比剖宫产后低，住院和产后恢复的时间也更短，身体不舒服的感觉也会少一些。

❸ 第一胎剖宫产后，有些妈咪也许会感到沮丧，如果二胎能成功顺产，也许会给你带来成就感。

😊 第一胎剖宫产，二胎顺产要注意什么？

🟣 警惕子宫破裂

即使这次怀孕你已经适合尝试顺产了，也不能完全排除剖宫产瘢痕发生破裂的可能，虽然这种可能性小于1%，可一旦发生是很危险的，如导致严重的失血性休克、宝宝缺氧甚至死亡。

🟣 需要催产，就不再继续尝试

如果你需要催产，子宫破裂的危险性就相对更大些。安全起见，一旦需要催产素来启动和维持宫缩，就不要继续尝试顺产了。因为如果经受了几个小时的煎熬还是不能顺产，就需要紧急剖宫产，而这种计划外的剖宫手术，危险性会高于计划内的剖宫产。在紧急剖宫产中，出现并发症的几率会增加，如大出血、子宫和切口部位感染，少数情况下也可能需要切除子宫。

在试产失败后的紧急剖宫产中，宝宝出现长期神经损伤甚至死亡的风险也会增加，尽管这些问题的总体发生率并不高，但你也需要谨慎对待。

● 产程中要有严密监护

剖宫产后尝试顺产，产程中要有持续的电子胎心监护，因为如果宝宝出现问题，最早的表现通常都是胎心的变化。

产程中需要输液，以根据需要进行紧急剖宫产手术，产程中不能吃任何东西。

医生会严密观察你的产程进展，留意是否有子宫破裂的可能性，并且定时监测你的血压和脉搏，倾听你的感受。

☺ 二胎产程与第一胎一样吗？

二胎分娩的过程也分三个阶段：

❶ 从阵痛开始到子宫口全开，为第一产程。

❷ 从子宫口全开到宝宝娩出，为第二产程。

❸ 从宝宝娩出到胎盘娩出，为第三产程。

第一胎分娩时，整个过程一般需要 12~15 小时，第二胎一般只需 6 小时左右。

☺ 二胎生得更快吗？

阴道和宫颈口经过第一胎分娩的扩张，宫缩的时间会变短，所以二胎产程进展更快。但并不是二胎就不会有难产的情况发生，所以还是不能大意，比如生第一胎时 25 岁，生二胎时已经 38 岁，不仅会有大龄产妇的问题，两次分娩相隔也较久，再次分娩也会跟第一次一样。

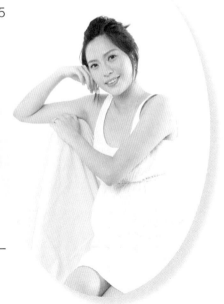

也有妈咪担心二胎会不会生得太快，以至于来不及赶到医院就生了。首先，临产前要放松，不能让紧张情绪影响产程。一旦发现有临产征兆，就马上赶去医院，自己直接去产室找医生，让家人去办理挂号等手续，争取时间。在第四篇中，我们还会详细说到急产的问题。

需要注意的是，第二胎顺产也有风险，虽然比起第一胎的顺产，这次产程会短些，但比起剖宫产，产程还是比较长的，如果二胎时你有糖尿病、高血压或心脏病等问题，顺产的过程中可能会出现产程延长或停滞、胎心异常等情况。

二胎和一胎的分娩过程有何不同

生二胎和第一胎一样疼吗？

如果第一胎是顺产，第二胎顺产虽然仍会痛，但痛感会轻很多，疼痛的时间也会短一些。很多生过二胎的妈咪都反映，第二胎的分娩过程相对轻松多了。

生二胎还需要侧切吗？

生二胎时是否需要侧切，决定于宝宝的大小等因素。一般情况下，生第一胎时产道经历过了一次扩张，二胎分娩会相对容易，需要侧切的几率也相对减小了。

如果需要侧切，侧切的地方不一定与上次一样。

需要注意的是，二胎分娩时可能会把原有的会阴伤口撕裂，因为原侧切或撕裂处会相对薄弱。因此，二胎孕前要记得做一次全面的身体检查，以确认身体是否恢复好了。

二胎剖宫产与第一胎一样吗？

剖宫产可以较快结束分娩，避免了由于产程长、身体负担重而造成的种种并发症，免去了难产的忧虑，你也不必经历分娩的阵痛，不用担心产道裂伤。因此，如果你第一胎是顺产的，二胎时需要剖宫产了，也无须担心，这是医生为了母子平安作出的考虑。

如果第一胎是剖宫产，这次需要再次剖宫，就要选择好手术时机。剖宫产过早，宝宝会因生命力较弱而不易存活，过迟则可能造成子宫破裂或死胎。只要宝宝发育成熟，就可以手术，不一定要等到临产再手术。

手术前，你要保持愉快、平静的心情，不要太紧张。待产时，你可以听听音乐、看看休闲读物、与别的妈咪交流交流，让自己的神经放松，也可以憧憬一下生完二宝后的美好生活哦！

进入手术室后，配合麻醉师打好麻醉，如果有不适的感觉，就及时告知医生。你会在全麻醉或半麻醉状态下由医生帮助取出宝宝，可能还会有些感觉，但不会有痛觉，通常整个过程只需 1 小时左右。术后一般需要住院观察 2~4 天。

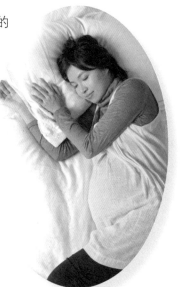

● 再次剖宫产，腹部会有两道瘢痕吗？

不必担心，第二胎剖宫产时，会先将上次剖宫产在皮肤表面留下的瘢痕组织剔除掉，手术切口的位置也和第一胎时一样。所以，手术后，腹部还是只有一道瘢痕，不会出现新的瘢痕。

顺产和剖宫产的恢复有什么不同？

● 产后感染的几率

❶ 顺产：产后创伤小而少，因此，产后感染几率相对较小。

❷ 剖宫产：产后创口偏大，失血偏多，因此，比顺产更容易出现产后感染，所以，产后医生一般会给你使用抗生素预防感染。

● 泌乳的时间

❶ 顺产：产后你很快就能活动自如，可以较多地与宝宝接触，所以，相对来说乳汁分泌得较快。

❷ 剖宫产：由于手术中使用的麻醉药在术后要过一段时间才能完全生效，再加上尿管和伤口带来的不便与疼痛，可能会影响你与宝宝亲近，从而影响乳汁分泌，但这并不是绝对的。

● 产后恢复的时间

❶ 顺产：通常产后当天就可以下床活动，即使有会阴侧切伤口，一般也愈合较快，72 小时就可以拆线，但需要比剖宫产更注意外阴卫生。此外，产后也可以较早开始身体锻炼，一般在月子里就可以开始了。

❷ 剖宫产：下床活动一般需要在拔除尿管之后。如果剖宫产的伤口需要拆线，

一般要 5~7 天。另外，剖宫产伤口护理也需要格外精心，剖宫产后要避免在月子里过多地运动。

🙂 剖宫产对身材影响更小吗?

剖宫产的话，宝宝没有经过产道，骨盆就不会变形吗？实际上，骨盆的变化并不完全是被动扩张，有很大一部分是为生宝宝做准备而主动扩张的。

怀孕期间，胎盘会分泌一种松弛激素，使骨盆关节变得松软而易扩张，随着宝宝逐渐长大，骨盆也会逐渐扩张，为宝宝提供成长的空间。

身体并不知道你最后会选择自然分娩或者剖宫产，这种变化是种本能，是为分娩而做的准备。所以，即使最后你进行了剖宫产，骨盆在怀孕期间也已经发生了变化。

实际上，产后身材会不会变形、恢复的情况如何，与生产的方式无关，却与产后的饮食和运动有关。产后只要坚持饮食与运动的调节，无论顺产或剖宫产，都能再度回到窈窕的身材。但由于剖宫产伤口愈合需要更多时间，所以产后开始运动的时间会晚一些。

😊 顺产会使阴道松弛吗?

⬟ 顺产后，阴道弹性有所下降

一般宝宝出生时头部的直径约有 10 厘米，也就是说，分娩时阴道直径需扩张到 10 厘米，而正常时阴道直径只有 2.5 厘米。所以，分娩时经过宝宝的挤压，阴道扩张明显，阴道肌肉经受拉伸甚至损伤，弹性会有所下降。

⬟ 阴道松弛，原因不止一个

阴道松弛是指盆腔肌肉群的张力下降，造成阴道周围肌肉松弛、阴道变宽。产后阴道松弛的原因有很多，比如宝宝头部过大，使分娩时出现产伤。产后缺乏运动，月子里盲目减肥，不注意营养或过于劳累，使盆腔肌肉群恢复不良，也会导致阴道松弛。

🔵 阴道松弛与分娩方式关系不大

实际上，不论你选择何种分娩方式，在产前，产道都会自动为宝宝的出生做好准备，盆腔的肌肉和韧带都会充分延伸，所以即使选择剖宫产，阴道也已经发生了一定程度的松弛。但是不必担心，在第五篇里，我们会谈到怎样恢复阴道弹性，以及万一阴道松弛程度很严重，你还可以怎么办。

🌐 大龄妈咪生二胎，应注意什么？

时间赋予了我们成熟的魅力，但也带来了挑战，就如生育这件事，35 岁之后还是需要打起精神来面对以下一些问题。

🔵 预防宝宝出生缺陷

如果怀孕时间过晚，卵子受外界影响的程度更大，外界的噪音、废气、微波辐射等也都可能会影响受精卵的分裂，使受精卵在分裂中产生不同情况的病变。随着年龄的增大，卵巢功能也开始减退，容易发生卵子染色体老化。这些最终都会增加宝宝出生缺陷的可能，也是大龄妈咪要面对的最大挑战。

大龄妈咪的宝宝更易发生白血病以及先天性心血管畸形、唐氏综合征、唇裂等先天性疾病。所以，更应该重视优生优育。首先了解风险的所在，孕前做好产前筛查，孕期做好每次产检，保证宝宝的健康。

🔵 大龄妈咪怎样优生优育？

即使你是大龄妈咪，也不用紧张，因为对于优生优育，你和家庭本身能做的也有很多。

❀ 从孕前开始，就养成良好的生活习惯，远离酒、烟、茶、咖啡等，并坚持每天适当锻炼，同时也要让宝宝的爸爸一起锻炼，提高身体素质以确保精子的质量。

❀ 孕前 3 个月就开始口服叶酸片，每天 0.4

毫克，避免宝宝出现神经系统发育疾病。如果孕前没有及时吃，怀孕后要继续补充，直到孕12周为止。

❀ 孕9~20周时，要进行唐氏筛查。这项检查是提取妈咪的血液，检测血液中所含的各种物质的量和浓度，以此来断定宝宝可能出现的一些病症。

❀ 孕17~20周，做羊水穿刺等检查。这项检查可以直接获得染色体的数量，根据检查结果就可以知道宝宝是否有异常。

在第二篇中，我们还会说到孕前就可以做的一系列优生检查，你可以借助它们来排除危险，确保生下一个健康的宝宝。

⬠ 更需重视孕期保健

大龄妈咪在整个孕期，都更容易出现并发症，如心脏病、高血压、糖尿病等，容易造成复杂的高危状况。比如孕期体内的血容量会比孕前明显增加，心脏的负担会加重，如果你在怀孕二胎前就有了心脏病，这次怀孕很可能会因为身体无法耐受，不得不选择提前终止妊娠。

因此，大龄妈咪更需要重视怀孕期间的保健工作，更加密切地关注身体的各种数据，如血糖、血压等指标。

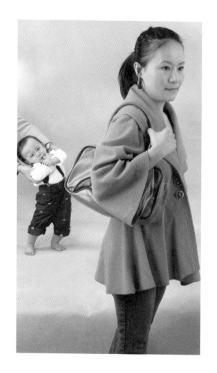

你的保健工作可以从孕前开始，做好必要的孕前检查，向医生进行产前保健咨询，如果怀孕二胎前已经有了某些病症，先让病情得到控制。同时，你和你的先生都要摒弃烟酒等会影响怀孕的不良嗜好，远离有害物质。怀孕后一定要定期产检，对孕期可能出现的各种疾病做到早预防、早发现。在第三篇中，我们会说到二胎孕期怎么安排产检，以及不同孕期需要注意什么。

⬠ 更需要关注体重

随着年龄的增加，身体新陈代谢放慢，20岁的女性一天摄入3000卡热量，刚好消耗光，但35岁的女性一天摄入2500卡，也可能有200卡没消耗。所以，女性年龄大了更容易胖。然而孕期体重过度增加，就易惹来糖尿病等各种麻烦，这时就需要控制体重。

如果你的体重控制得比较理想，第二次生产，即使自然分娩也会顺利很多，产程也会更短。因为子宫、产道经过第一次生产，已经扩张过一次，第二次扩张就相对容易了。

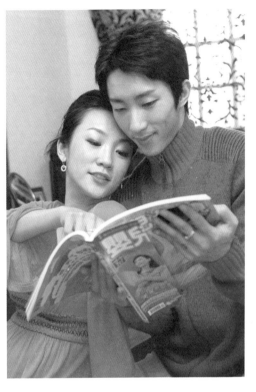

❂ 孕前就开始锻炼身体

女性随着年龄增长，软产道弹性力量会下降，产后子宫收缩能力会相对变弱，容易出现产后大出血。由于体力不够，生殖道和生殖器官的功能下降，或许还会伴随一些并发症，身体在产后的复原能力也会相对减弱。

因此，大龄妈咪二胎孕前，应该先锻炼好身体，保证足够的精力，这样才能更好地承担生二胎这个幸福而又艰巨的任务。

❂ 更需预防流产

大龄妈咪更容易流产，是真的吗？让我们来看这样一组数据：

❧ 在所有怀孕的女性中，流产发生的几率是 15% 左右。

❧ 在 35 岁左右的怀孕女性中，流产发生的几率约是 25%。

❧ 在 40 岁左右的怀孕女性中，流产率为 35% 左右。

❧ 而在 45 岁左右的怀孕女性当中，流产率就已经达到了 50%~60%。

可以看出，随着年龄的增大，流产率也随之增高了，而大龄女性流产的最主要原因是胚胎染色体的异常。

❂ 二胎时爸爸年龄大，也要预防流产

如果爸爸的年龄大，妈咪怀孕后也容易发生流产，这是因为年龄偏大男性的精子发生遗传异常的几率远高于年轻男子。随年龄增长男性精子发生遗传异常的几率和染

色体异常的危险增加，这些异常如果传递给了宝宝，就容易导致自然流产。

更需预防早产

随着年龄及怀孕次数的增加，女性宫颈内口会更易松弛，也更易出现各种合并症，这些因素都可能会引起早产。大龄孕妈咪发生早产的几率会比适龄孕妈咪高 37%。

早产的宝宝器官和组织的发育尚不成熟，功能也不健全，先天性畸形的可能性相对更高，也会比足月的宝宝更容易患病或死亡。因此，大龄孕妈咪更要关心自己的身体状况，特别注意孕期监测和产检。怀孕中、晚期如果出现异常的子宫收缩、下腹疼痛、阴道出血或水样分泌物，就要及时到医院查看。

更需预防难产

对于大龄妈咪而言，生育第二胎时已经不像年轻时身体机能那么好了，怀孕期间虽然努力通过一关又一关，最后依然还要面对生产这个大 Boss。

随着年龄的增长，骨盆的关节会相对变硬而不易扩张。韧带的弹性也会变得较弱，为生产时骨盆扩大造成难度，不利于宝宝进入产道。另外，子宫的收缩能力也不那么好了，在分娩过程中会容易出现宫缩乏力，影响宝宝顺利进入产道，从而给生产造成困难。

提前为分娩做准备

大龄妈咪自然分娩的难度更大，需要提前做好准备。年龄偏大的妈咪，骨盆的关节在变硬，韧带和软产道组织弹性较小，子宫收缩力相应减弱，容易导致产程延长，甚至难产、宝宝产伤和窒息。所以应该定期产检、及时了解身体及腹中宝宝的情况、提前与医生进行沟通与咨询，决定自己的分娩方式。

产后尽早开始活动

孕末期和产后，容易发生下肢深静脉血栓，表现为下肢水肿、疼痛、压痛、心跳及呼吸加速。肥胖妈咪、经产妈咪、大龄妈咪、剖宫产妈咪、产后不及时活动的妈咪更易发生。

所以，大龄妈咪产后要尽早开始活动，除了预防下肢深静脉血栓，也能促进恶露排出，加速子宫收缩、复原，还能促进肠蠕动，避免剖宫产后肠粘连。在第五篇中，我们再详细说说剖宫产和顺产妈咪产后分别何时开始活动。

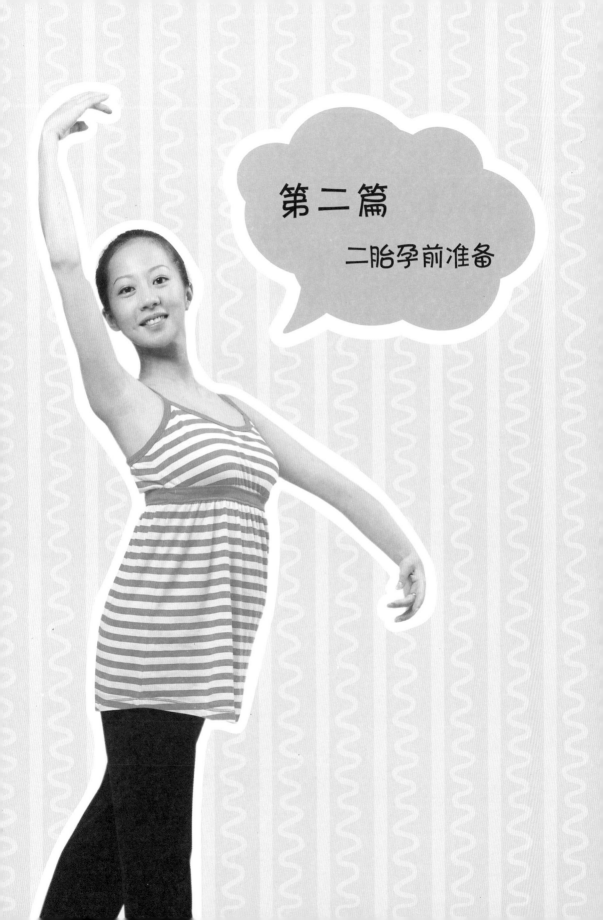

第二篇

二胎孕前准备

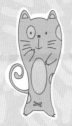

二胎孕前检查

生二胎还要做孕前检查吗？

当生二胎提上了你的日程，必要的孕前检查就是备孕的第一步了。虽然已经孕育过一个健康的宝宝，但你也需要了解，在距离上次怀孕的这段时间里，身体出现什么问题了吗？提前做好相应的检查，及时发现对怀孕不利的因素，及时治疗和纠正，让这次的孕前检查帮你孕育第二个健康的宝宝。

孕前检查主要包括常规的身体检查、妇科检查和优生优育检查，是为了确认是否具备孕育健康宝宝的条件。一般的体检是不能代替孕前检查的哦，它们是最基本的身体检查，主要有肝肾功能、血常规、尿常规、心电图等。

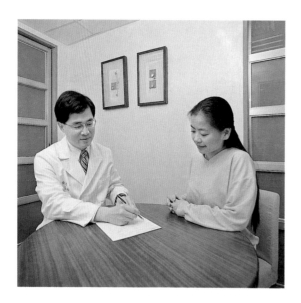

孕前要给重要器官做检查

孕育二胎需要你有强大的硬件，因为随着孕期的进展，宝宝渐渐发育长大，体内血容量逐渐增加，会给你的肝脏、肾脏以及心脏都带来巨大的负荷。生完第一个宝宝后，如果这些硬件设施的功能出现了或大或小的问题，都会影响到你和宝宝的健康哦！

因此，孕前就要对肝脏、肾

脏以及心脏等身体重要器官进行相应的检查，了解它们的基本情况，也就是孕前常规检查。同时也要检查是否有各种肝炎，如果妈咪患上肝炎，怀孕后会出现早产、母婴垂直传播等后果，所以要及早检查，及时治疗。

孕前要给生殖系统做检查

我们知道，只有生殖系统一切正常，孕育过程才可以顺利进行。对于将要再次怀孕的你，生殖系统的检查是很有必要的，它可以帮你了解现在的身体是否能够正常受孕，也可以帮你了解孕育宝宝的身体环境是否良好。

对生殖系统功能的检查，一般需要妇科检查、白带常规、妇科 B 超等。这些检查可以确定子宫、卵巢、输卵管等的形态是否正常，也能确定是否存在妇科肿瘤等生殖器官的疾病，是否存在滴虫、真菌、支原体衣原体等阴道炎症或盆腔炎症。一旦发现问题，要及早进行治疗，以免影响怀孕，也避免怀孕后对宝宝产生不利影响。

你的输卵管通畅吗？

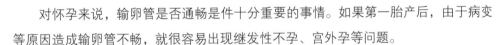

对怀孕来说，输卵管是否通畅是件十分重要的事情。如果第一胎产后，由于病变等原因造成输卵管不畅，就很容易出现继发性不孕、宫外孕等问题。

因此，如果你有输卵管病变的潜在危险因素，包括生殖道炎症史，如输卵管炎、附件炎、盆腔炎、慢性宫颈炎、淋病、支原体衣原体感染等，或者宫内操作史，如人工流产、放置宫内节育环等，为了确保安全，孕前一定要进行输卵管的检查。

输卵管检查常用的方式有输卵管通液或输卵管造影。一旦发现问题，就要及时治疗，避免继发性不孕和宫外孕的出现哦！

月经不调要做生殖内分泌检查

第一胎产后，如果你出现了经量异常或周期不规律的情况，或是排卵功能出现问题，多是体内的激素在捣乱哦！如果放任月经问题不管，就不利于把握排卵期，无形中就降低了受孕的几率。即使怀孕了，如果黄体功能不足，也可能会导致流产的发生。因此，有这类困惑的妈咪一定要及时进行生殖内分泌的检查，也就是性激素六项的检查，找出月经问题的原因。

有些妈咪月经一向很规律，对于这样的妈咪，如果你确定自己的月经规律，排卵正常，也可以不做这项检查。

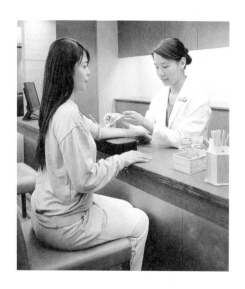

🐳 大龄妈咪性激素六项不可少哦

性激素六项包括卵泡生成激素（FSH）、黄体生成激素（LH）、泌乳激素（PRL）、雌二醇（E_2）、孕酮（P）和睾酮（T）。

通过对这些激素的分析，不仅可以判断生殖内分泌水平是否正常，也可以了解黄体和卵巢的功能，看是否存在多囊卵巢或卵巢功能降低等情况，然后就能根据情况采取相应的措施。尤其对大龄妈咪来说，性激素六项是必不可少的检查哦！

🐳 筛查导致宝宝畸形的病原体

弓形虫、风疹病毒、巨细胞病毒和单纯疱疹病毒等对宝宝有很大危害，我们常听说的优生四项或致畸四项，就是对这些病原体的筛查。一旦母体被这些病原体感染，宝宝就可能发生宫内感染，导致畸形、流产或死胎。做优生四项检查，主要是了解近期有没有被感染的可能，也了解身体有没有产生有效的抗体，从而采取相应的措施。

此外，梅毒螺旋体、淋球菌、艾滋病病毒等病原体也会使宝宝在子宫内受到感染，因此在怀孕前，双方也要做梅毒、淋病、艾滋病等的筛查哦！

🐳 优生四项孕前做更安全

很多妈咪往往在怀孕后才进行优生四项的检查，实际上，怀孕前就进行筛查更利于宝宝的安全。

如果等到怀孕后再筛查，一旦发现了问题，究竟该舍弃无辜的宝宝还是留下有缺陷的小生命呢？到那时妈咪和家庭都不得不陷入两难的境地。如果孕前能及时发现，及时进行适当的药物治疗，怀孕后宝宝就能免受伤害了。

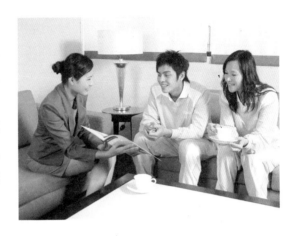

👶 男方也要进行孕前检查吗?

孕育虽然以女性为主体，但精子是组成新生命的另一半，精子的质量在很大程度上决定了孕育的质量和结局。生完第一个宝宝后，如果由于疾病等原因使爸爸的精子数量减少、活力降低或畸形率增高，就有可能出现继发性不孕、流产等问题。

准备要第二个宝宝的爸爸在孕前进行精液常规检查，就可以及时了解精液质量。如果发现了问题，可以在自然状态下进行精子优化治疗，提升精子质量之后再怀孕，而不必在怀孕失败后再去检查是不是精液的问题。

👶 孕前检查什么时候做?

孕前检查的时间过早或过晚，都可能影响到结果的准确性。检查的最佳时机是怀孕前的 3~6 个月，这样你也可以留出充足的时间进行营养、作息等方面的调整。

女性孕前检查需要避开月经期，月经干净后 3~7 天进行孕前检查是比较好的。男性应该在性生活后的 3~7 天内进行孕前检查，检查前 3 天内是不能有性生活的。

👶 孕前检查小细节，男女有不同

孕前检查是双方都要做的，并且在检查前，双方也有不同的注意事项哦！

⬟ 女性孕前检查小细节

❶ 检查前 3~5 天内，要饮食清淡。

❷ 检查前 3 天内，不要有性生活。

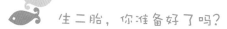

❸检查前 1 天内，不要洗阴道内部，以免影响诊断的准确性。

❹检查前一天晚上 8 点后，不要再吃东西了，也不要剧烈运动。用淋浴而不用盆池洗澡，保持充足的睡眠。

❺检查的当天，收集少许晨尿（也就是起床后第一次排的尿液），放进干净的小玻璃瓶中，以备化验用。

❻检查的当天需要委屈一下肚子，不要吃早饭，也不要喝水，也不可以饮用牛奶及其他奶制品，因为有些检查项目需要空腹做。

⬠ **男性孕前检查小细节**

❶在检查前 3 天内，不要抽烟喝酒，也不要吃油腻、糖分高的食物。

❷检查前 3 天内，不要有性生活。

❸检查的前一天，洗个澡，保证身体的清洁度。

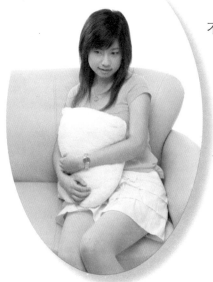

❹从检查前一天晚饭后直到第二天检查前，都不要再吃东西了，以确保在抽血前空腹 8 小时以上。

⬡ 孕前检查可以照 X 光吗？

虽然医用 X 光的照射很少，但也足以对人体的生殖细胞造成影响，尤其是对内生殖器所在的腹部进行照射时。所以，至少从怀孕前 4 周起，准备生二胎的爸妈最好要避免 X 光的照射哦。如果由于身体检查的需要，照了 X 光，那就等过了 4 周之后再怀孕会比较安全。

⬡ 二胎孕前还要注射疫苗吗？

许多妈咪在怀第一个宝宝前，已经注射了需要的疫苗，那么在第二胎怀孕前，这些疫苗是否需要重复注射呢？你可以从以下两个方面来判断。

⬠ **疫苗还在免疫时效内吗**

如果你在第一胎孕前已经正确地注射了必需的疫苗，那么如果第二胎怀孕在疫苗的免疫时效内，可以不再重复注射；如果快要超出或已经超出疫苗的免疫时效了，就要再注射一次为好。让我们来看看各种疫苗的免疫时效分别是多久呢？

❶ 风疹疫苗：10 年以上。

❷ 乙肝疫苗：7 年以上，必要时注射后 5~6 年需要加强注射一次。

❸ 甲肝疫苗：20~30 年。

❹ 水痘疫苗：10 年以上。

❺ 流感疫苗：1 年左右。

⬠ **你的体内缺乏抗体吗**

第二胎怀孕前做好全面的孕前检查，看看自己的体内是否缺乏应有的抗体，如果缺乏抗体，就需要注射相应的疫苗了。如发现乙肝病毒抗体阴性，或风疹病毒抗体阴性，就要注射乙肝疫苗和风疹疫苗，如果孕期感染了这些病毒，就会变得难以治疗了。

注射疫苗需要注意什么呢？

预防风疹病毒可以打一针"麻疹 – 腮腺炎 – 风疹"联合疫苗，一般注射一次就可以获得 10 年以上的免疫效果，但一定要等注射 3 个月之后再怀孕哦！

乙肝疫苗从注射第 1 针时起，一个月后注射第 2 针，第 6 个月注射第 3 针，因此最好从孕前 9~10 个月开始注射。如果是强化那就在孕前 3 个月只打 1 针。

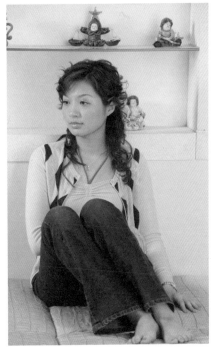

需要注意的是，无论接种哪种疫苗，都要等 3 个月后再怀孕，因为接种一段时间后，有效的抗体才能产生，并且有些疫苗也可能会对宝宝有害，如风疹疫苗、麻疹疫苗等活疫苗。注射 3 个月过后，疫苗的毒性已经被身体代谢掉了，这时再怀孕，对宝宝会更安全。

如果你需要注射 1 种以上的疫苗，可以先向医生咨询，以便正确地安排注射每种疫苗的接种时间。

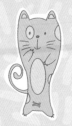

二胎备孕的身体调整

🐱 大龄生二胎，先调整身体状态

⬟ 备孕从现在开始

大龄妈咪从决定生二胎的那一刻起，就着手备孕吧，不要拖延下去，随着时间的推移，身体的组织以你看不见但终究能觉察到的速度在老化，卵子的活力也逐渐降低，这会直接影响到胚胎的质量。

⬟ 调好身体再怀孕

第二胎怀孕时，身体出现状况的几率也随着年龄的增长而升高，尤其到了 35 岁以后，感染上各种疾病的几率变得较大，不仅会影响受孕，怀孕后也会影响到自身和宝宝的健康。因此，在备孕阶段就要着手预防一些疾病，先去医院做一下全面的健康体检，爸爸也一样哦！如果发现了身体存在问题，就先积极治疗，把身体调整到健康状态再怀孕。

⬟ 提高生育机能

大龄妈咪从备孕阶段开始，就应做到每天保持充足的睡眠，以保障身体的免疫力，增强器官组织尤其是生殖系统的机能，有利于身体形成优质的受精卵。想要提高卵子的质量，你也需要充足而优质的营养，记得每天补充新鲜蔬果、鸡蛋、牛奶、瘦肉等优质蛋白含量丰富的食物，做好营养储备。

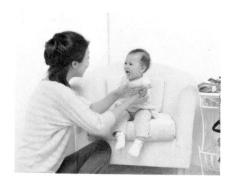

月经不调会削减受孕能力哦

月经有多重要？

月经周期正常而有规律、卵巢规律地排出健康的卵子，是成功受孕的关键。正常的月经周期为28~35天，长短可以因人而异，提前或错后7~10天都可以看作是正常的，只要能保持一定的规律，就不算是月经不调。

月经问题削减受孕几率

月经周期不顺会使你比较不易受孕，尤其是少经症、多囊性卵巢综合征患者，通常会隔很久才有一次月经，这样月经周期长、排卵机会少，受孕的机会当然就大大减小了。但月经周期短就一定好吗？周期过短提示了黄体功能的不健全，尤其是合并子宫内膜异位症时，即使有排卵，也会不孕，或者流产的发生率增加。

月经问题要及时诊治

如果生完第一个宝宝后，你出现了月经不调的情况，就一定要及早检查和治疗，不要让看似不起眼的月经问题成为怀孕的隐患哦！

看医生时，医生会询问你的末次月经是什么时候，末次月经也就是距离你就诊时最近的一次月经，要从出血的第1天算起。需要注意的是，末次月经首先指的是月经，不要把不正常的出血误认为是月经哦！不正常的阴道出血量一般比月经少，时间偏短或偏长，或与平时的月经规律不相符，真正的月经则会有与通常一样的量和持续时间。

经期保健有益生育功能

如果能在每次月经来潮时做好经期保健，也会对子宫、卵巢的功能有帮助哦！如月经期间保证充足的睡眠，进行适当的有氧运动，有意识地调节自己的情绪，保持心情愉快，多吃含铁量丰富的食物，注意营养的均衡。经期注意调理身体，也可以提升免疫力、促进女性激素的分泌、提高受孕的机会，所以，现在就开始经期保健吧！

多少脂肪最适合怀孕？

⬠ 最适合怀孕的身材比例

BMI，即 Body Mass Index，也就是身体质量指数，简称体质指数或体重指数，是目前国际上常用的衡量人体胖瘦程度的一个标准，用体重（kg）除以身高（m）的平方，就能得到 BMI 值了。对女性来说，BMI 值的正常范围是 18~25，这也是最适合怀孕的身材比例。

⬠ 太胖或太瘦都可能影响怀孕

如果孕前体重超标，怀孕期间就容易出现高血压、糖尿病等问题，孕妈咪过胖，宝宝却容易营养不良。

如果孕前体重过轻，怀孕期间会容易营养不良，使宝宝在宫内生长受限，分娩时也容易缺氧，造成产程延长，给妈咪和宝宝都带来安全隐患。

脂肪比率过低也会造成排卵停止或症状明显的闭经，严重时还会引起不孕，因此，第一胎产后爱美的妈咪一定不要过度节食或锻炼，保持恰好的脂肪比率，才有利于宝宝的顺利降临哦！

备孕从净化身体内环境开始

自从生下第一个宝宝，你的身体还像从前那样活力四射吗？工作和家庭的压力免不了给你带来不健康的饮食和作息，不良的情绪、精神因素也会来添乱，使身体中积聚很多代谢废物。

比如我们血浆中所含的脂类（统称为血脂）如果过多，就容易引发心脑血管疾病。而高血脂的遗传几率也很高，已有研究显示，妈咪如果患有高血脂，宝宝的患病机会就会达到 50%。

因此，孕前如果能净化一下身体内环境，会令你更有活力地迎接第二个宝宝哦！

⬠ 让食物帮你净化血液

❶ 膳食纤维：膳食纤维能够吸收肠道中的代谢废物，促进胆汁酸等物质的排出，降低血中总胆固醇和低密度胆固醇（坏胆固醇）的水平，也能降低餐后血糖和胰岛素水平，改变血液的酸碱度，对净化血液十分有帮助。

富含膳食纤维的食物有：香菇、魔芋、红薯、紫薯、新鲜果蔬等。

这些食物不仅富含大量膳食纤维，也含有人体所需的大量矿物质和维生素。除了直接食用果蔬，你也可以饮用新鲜果蔬榨成的汁，但要记得选择鲜榨蔬果汁而不是罐装饮品哦，也不要放入太多糖，会不利于控制体重的。

❷ 胶质：食物中的胶质成分能把消化系统中残留的杂质吸附起来，集中排出体外，从而起到清洁肠胃的作用，也能促使体内放射性物质随大便排出体外，减少血液中有害物质的积累。

富含胶质的食物有：海带、紫菜等海藻类食物，黑木耳等。

❸ 消化酶：可以帮助消除血液中的代谢垃圾。

含消化酶较多的食物有：大萝卜、芋头、山药等。

❹ 谷胱甘肽：谷胱甘肽具有抗氧化的作用，有助于提高肝脏功能，清除自由基。

含有谷胱甘肽的食物有：菠菜，花椰菜，酵母，牛肝等。

❺ 维生素：有些维生素也具有抗氧化的作用，防止活性氧对身体组织的损害，恢复血管弹性，提高免疫力，对心脑血管非常有益。

具有抗氧化作用的维生素有：维生素 E、C、A，B 族维生素，多酚类等。

还有，爱上葱和蒜吧，每天吃半个大蒜或洋葱，具有防止动脉硬化的效果，还能修复损伤的血管。

豆芽中的多种维生素也能帮助清除体内的致畸物质，促进性激素的分泌。

为了保证蛋白质的摄入，你可以适量摄取白肉、蛋和豆制品，酸奶或益生菌等也可以帮你调节胃肠道功能。

🍃 合理选择油脂

在日常饮食中，油脂的摄入也许是你容易忽视却又绝对值得注意的。每天摄入油脂的量最好控制在 25~30 克。此外，学会合理地选择油脂，对净化血液也很重要哦！

我们可以把油脂分为饱和脂肪酸、单不饱和脂肪酸和多不饱和脂肪酸，后两者都能降低血胆固醇、甘油三酯和低密度胆固醇的水平，相比多不饱和脂肪酸，单不饱和脂肪酸对人体更安全。日常食用的植物油中都有单不饱和脂肪酸，尤其是茶油和橄榄油，单不饱和脂肪酸含量可达 80% 以上。

⬠ 保证足量的水

在进食之外，也要保证每天饮用足量的水。水不仅是构成身体的成分，也在体内发挥着重要的生理功能，如营养的运输、血液中废物的代谢。足量饮水有利于促进血液中的代谢废物通过尿液排出体外。

⬠ 良好的生活习惯也能保持血液洁净

进食保持八分饱，避免暴饮暴食，营养过量反而会给身体造成负担，使代谢物质累积；也不要偏食，做到合理膳食，营养均衡。适量运动，促进血液的循环和代谢废物的排出。为了孕育健康的宝宝，你也需要远离烟酒、咖啡因类饮料，及时补充叶酸、铁等营养素。

妇科炎症会造成不孕

妇科炎症之所以会造成不孕，是因为炎症导致阴道出现过多的炎性分泌物，影响精子的存活，降低甚至损伤精子的穿透力。致病菌还能上行感染宫腔，引起子宫内膜、输卵管炎症及输卵管粘连等，使精卵结合受阻。如果在输卵管炎症未治愈的情况下怀孕了，还容易导致宫外孕的发生。

阴道炎也会影响你怀孕哦

常见的阴道炎也会影响怀孕吗？虽不必然，但仍然是有可能的。阴道炎严重时，可吞噬精子，降低精子活力。但只要治疗好了，下一个月经周期就可以继续怀孕了。

那么，如果患有阴道炎的女性怀孕了，会影响宝宝健康吗？一般来说，只要不发生流产，就表示宝宝没有受到影响。但如果你的阴道炎已经造成了宫腔感染，出现了阴道不规则流血、腹胀、腹疼、腰酸等症状，就不利于宝宝的健康了。

如果阴道炎未治愈就怀了孕，会给孕妈咪带来诸多不适，更需要尽快治疗。但是为了安全，不要私自用药，要把怀孕的情况告知医师，让医师为你选择合适的药物。

由此看来，孕前检查还是确保自身健康和宝宝安全的最有效手段。在怀孕前，妈咪一定要做好全面的孕前检查，排查疾病，尤其是霉菌性阴道炎，是孕前必须治愈的，如果孕妈咪有霉菌性阴道炎，宝宝会在分娩过程中受到霉菌的感染。

😊 怎么预防各类阴道炎？

⬟ 霉菌性阴道炎（念珠菌性阴道炎）

症状：发生霉菌性阴道炎时，白带常常会呈凝乳状或豆渣状，白色稠厚，略带臭味，也有的会呈水样，稀薄，无臭味。

诱因：怀孕、糖尿病、服用避孕药或抗生素、使用大量雌激素、穿紧身化纤内裤、爱吃甜食，都可能引起念珠菌性阴道炎。如果身体其他部位有其他病菌的感染，抓挠瘙痒部位皮肤时使手指带菌，也会传染到阴道。

预防：平时注意皮肤清洁，保持外阴干燥，合理使用抗生素及激素，及时治疗糖尿病、手癣、脚癣。

⬟ 细菌性阴道炎

症状：发生细菌性阴道炎时，白带常常会呈灰白色或灰黄色，稀薄，有腥臭味，性交后更为明显。

病原体：加德纳菌、各种厌氧菌、支原体。

诱因：妇科手术后、怀孕次数较多、性伴侣数目较多时，阴道的酸碱环境容易改变，利于致病菌大量繁殖。

预防：使用避孕套，不用卫生护垫及各种洗液，勤换内裤，保持外阴干燥清洁，规律饮食起居，饮食清淡，注意避免交叉感染。

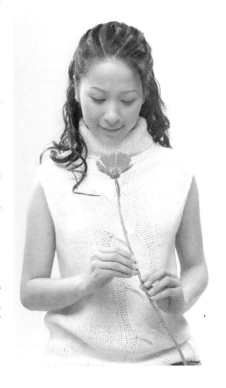

⬟ 滴虫性阴道炎

症状：发生滴虫性阴道炎时，白带会变得异常增多，常为稀薄泡沫状，有腥臭味，严重时白带中还会混有血液，当混合有细菌感染时，白带会呈脓性。

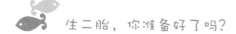

诱因：通常是通过浴室、马桶、内衣裤、各种卫生用具等间接传染。

预防：滴虫可通过污染的内衣及物品传染，应该注意消毒，保持外阴清洁。

治疗：如果孕期存在滴虫性阴道炎，怀孕的不同阶段用药会有所不同。怀孕早期是宝宝器官形成的重要时期，药物很容易对宝宝不利，所以最好不要使用栓剂或口服药。如果症状较轻，可以先选择中药洗剂改善瘙痒症状。

😊 怀孕前为什么要看牙？

⬠ 孕期容易发生牙龈炎

怀孕后，你体内的雌孕激素水平会上升到很高，使牙龈中微血管增生，血管通透性增强，牙龈容易充血肿胀，对炎症反应的抵抗力降低，牙龈炎就很容易发生。

孕期牙龈炎是怀孕期间常见的牙周问题，表现为牙龈发炎、充血肿胀、颜色变红，刷牙容易出血，偶尔也会有疼痛不适。

孕期牙龈炎严重时，会形成牙龈瘤。牙龈瘤呈深红色、无痛，但容易流血，是牙龈严重充血肿大的表现，怀孕末期会慢慢消失，如果出现了溃疡或咀嚼障碍就需要手术切除。

⬠ 孕期容易出现龋齿

怀孕期间你的胃口大开，不仅吃得多，还会多吃高糖、高热量的食物，加上妊娠反应和行动不便，使你的口腔清洁工作很难坚持。口腔残渣堆积，细菌就得以大量繁殖，龋齿等问题随之而来。

⬠ 智齿也易在孕期发炎

孕期恶心呕吐、激素水平变化等因素都可能影响到牙龈，因此，智齿发炎的可能性也会增加，严重时甚至会引发骨髓炎。

⬠ 原有口腔问题孕期会加重

孕期情绪和内分泌的变化，会使原本就存在的牙周病、龋齿等口腔问题加重，加重的龋齿又容易引发急性牙髓炎或根尖周炎。

⬠ 孕期牙齿坚固程度会降低

如果你有孕吐的现象，难免会发生胃酸倒流，牙齿也容易遭受腐蚀，尤其是牙齿的舌侧。在怀孕期间，牙齿可能有所松动。

孕期牙周病影响宝宝健康

牙病带来的痛苦往往令人不堪忍受，若服药不慎，还会给肚子里的宝宝造成不利影响。牙痛使你进食不便，容易导致营养不均衡，也会间接影响宝宝的健康。

有严重牙周病的孕妈咪发生流产、早产或新生儿体重过轻的几率是一般孕妇的4~7倍。引起牙周病的细菌本身和其他代谢产物都会释放炎性因子，可能导致血糖代谢不良，甚至早产。

孕前就打理好口腔问题

孕期如果出现牙病，坏处多多，而在孕前就打理好口腔问题，孕期再做好口腔卫生，你就不用再有后顾之忧了。

从备孕阶段开始，就要建立起健康的口腔环境。你可以到牙医师那里询问正确的刷牙方法（用贝氏刷牙法，避免横向地"锯"牙），早晚刷牙，用牙线去除附着在牙齿上的牙菌斑，牙缝大的话还要使用牙缝刷，把牙齿清洁得干干净净。定期洗牙，补好该补的，拔掉该拔的，修复好缺失的牙齿等。

孕前就开始预防静脉曲张

⬠ 不久坐久站

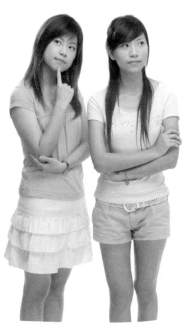

久坐久站很容易导致下肢静脉曲张，如果你是因为工作或个人习惯，常常久坐或久站，现在就要纠正这个习惯哦！适当活动，维持同一个姿势不要太久，就可以在很大程度上避免静脉曲张的困扰了。

⬠ 舒适的鞋子

每天穿着舒服的鞋子步行半小时，不穿会影响下肢循环的高跟鞋或高筒靴。回家后换上舒适的拖鞋，改善足部的血液循环，也能使肌肉得到锻炼。

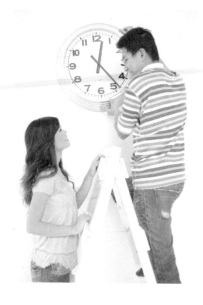

● 把脚垫高

晚上睡觉或午睡时，在脚下或小腿下舒服地垫个枕头之类的，让下肢抬高 30 厘米以上，可以帮助下肢循环，你会因此感觉很舒适。

● 减少压迫

尽量减少会对血管带来压迫的行为哦，不穿太紧的袜子、裤子、靴子，按摩腿部时也不要太用力。此外，也尽量避免一些会让腹压增加的因素，比如咳嗽、便秘。

孕前就开始预防痔疮

在女性盆腔中，由于子宫的存在，直肠向后倾斜而更加弯曲，使女性的排便过程更加曲折，也更容易受到便秘的困扰。尤其是怀孕时，子宫随着宝宝的发育而增大，对直肠造成压迫，影响到直肠肛门的静脉回流，当增大的子宫压迫到了盆腔静脉，就更容易形成痔疮。

由于孕期内分泌的变化，原有的痔疮也容易加重或急性发作。如果症状较重又没能及时处理，分娩时的用力就可能造成痔核脱出，形成嵌顿，痛感会影响产妇用力，影响产程。所以，孕前就要做好肛肠类疾病的检查，如果发现问题就及时治疗，以免给孕期带来隐患哦！

怀孕能养宠物吗？

宠物是我们生活中亲密的朋友，许多孕妈咪在怀孕之前都有心爱的猫猫狗狗，那么怀孕之后到底能不能养宠物呢？

● 养宠物确实会增加感染几率

首先，我们必须要接受这样一个事实，养宠物确实会增加感染病毒的几率。宠物能够直接传播人畜共患的疾病，如狂犬病、弓形虫病、结核病、出血热等，尤以弓形虫病危害最大。弓形虫是一种肉眼看不见的小原虫，形似弯弓，寄生到人和物体内就引起弓形虫病。一般人感染弓形虫可能并无明显不适，可以自行好转，而准备怀孕或怀孕早期的妈咪就有危险了。

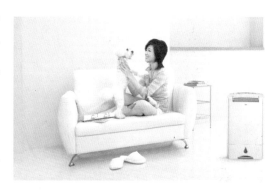

🌸 养宠物不一定就会感染病毒

尽管养宠物会使感染病毒的几率增加，却不能把养宠物与感染病毒画等号。拿弓形虫来说，在被弓形虫感染的孕妈咪中，一部分确实曾与宠物亲密接触过，但不是每个与猫狗接触的孕妈咪都会被感染。

🌸 远离宠物不一定能免于感染

除了通过宠物传播，弓形虫也能通过受污染的瓜果、蔬菜、未煮熟的肉制品等进行传播，人们食入后都可能被感染，因此，妈咪们在孕前最好进行相关检查，以排除被感染的可能。

🌸 孕前暂停喂养更安全

怀孕最初 3 个月是宝宝器官形成的关键时期，如果妈咪被弓形虫感染，就可能导致宝宝宫内感染，带来流产、畸形、死胎、早产等危险。所以保险起见，准备怀孕的你可以暂时将宠物先放在亲友家中，或寄养在专业的宠物机构。

🌸 过敏体质妈咪害怕毛茸茸的宠物

如果你是过敏体质的妈咪，为了能够安度孕期，最好还是考虑忍痛割爱吧。毛茸茸的宠物虽然可爱，但这些可爱的毛发会加重你过敏的病情哦！

🐱 继续养宠物，怎么养才安全？

也许在你的生活中，宠物已经是不可或缺的家庭成员了，如果舍不得送走它们，继续喂养，就要注意这些事情哦：

🌸 别让生的食物传播病原体

食用蔬果前，要削皮或彻底洗净，食用肉类时要充分煮熟，不要让生肉污染到熟食，也不要饮用未煮开过的水。不要给宠物吃生肉或未煮熟的肉。

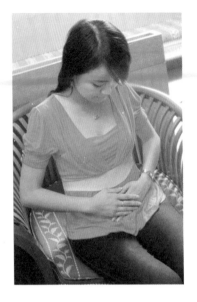

⬠ **别让粪便传播病原体**

每天清除宠物的粪便，事先戴好手套，并及时用肥皂水或消毒液洗手。

⬠ **不要接触新的潜在传染源**

不要接触流浪动物，怀孕后也不要再养新的宠物，也要避免你的宠物接触老鼠或鸟类。

⬠ **为宠物接种疫苗**

安全期间，带你的宠物去接种疫苗吧！尤其是畜类宠物，不管你是怎样养的，都需要按时接种兽用疫苗哦！

为什么孕前就要补充叶酸？

叶酸是一种 B 族维生素，为人体细胞生长和分裂所必需，它能够协助合成 DNA，维持大脑的正常功能，也是脊髓液的重要组成部分，对孕早期处于器官系统分化高峰期的宝宝十分重要。如果缺乏，就会造成宝宝神经管畸形，还会使宝宝的眼、口唇腭、胃肠道、心血管、肾、骨骼等器官畸形，甚至引起早期流产。

妈咪补充叶酸后，要经过 4 周，才能把体内叶酸缺乏的状态纠正过来，所以，为了保证怀孕时体内的叶酸达到较好的水平，妈咪最好从怀孕前 3 个月就开始有规律地摄取叶酸，每天补充 0.4 毫克，不需要超过 1 毫克。这样的话，怀孕时就能充分满足宝宝的营养需求，更有效地预防宝宝出生缺陷和妈咪贫血。

准爸爸也要提前 3 个月补充叶酸

虽然宝宝在母体中发育，但精子的质量对后代的影响非常重要。男性体内叶酸的水平会影响精液中携带的染色体数量，精子染色体异常可能会导致不孕、流产和新生儿缺陷。摄取叶酸可以提高男性精子质量，降低精子染色体异常的风险。

形成精子的周期需要 3 个月，所以备孕爸爸也需要至少提前 3 个月开始补充叶酸，等孕妈咪怀上宝宝后可以停止补充。男性每天摄入 0.4 毫克叶酸，精子异常的风险就会降低 20%~30%。

🐟 孕前食补叶酸更安全

美国哈佛医学院研究发现，孕前通过药物补充叶酸会影响女性排卵，虽然症状或轻或重，但约有 40% 的人会受到影响。对孕前准备中的妈咪来说，可以尽量通过调整饮食，增加摄入富含叶酸的食物，来补充对叶酸的需求。

天然叶酸含量高的食物有很多，如动物肝脏、豆类、深绿叶蔬菜（如西蓝花、菠菜、芦笋等）、坚果、葵花子、花生和花生酱、柑橘类水果和果汁、豆奶和牛奶等。过度加热会使食物中的叶酸被破坏，因此食用这些食物时，烹调时间不要过长哦！

鸡肝含叶酸 1172 （微克 /100 克）

干香菇含叶酸 135 （微克 /100 克）

茴香含叶酸 121（微克 /100 克）

核桃仁含叶酸 103（微克 /100 克）

猪肝含叶酸 425（微克 /100 克）

西红柿含叶酸 132（微克 /100 克）

豌豆含叶酸 113 （微克 /100 克）

南美藜含叶酸 102 （微克 /100 克）

黄豆含叶酸 181 （微克 /100 克）

鸭蛋含叶酸 125（微克 /100 克）

花生米含叶酸 108 （微克 /100 克）

菠菜含叶酸 100（微克 /100 克）

紫菜含叶酸 152 （微克 /100 克）

芦荟含叶酸 85~120 （微克 /100 克）

鸡蛋含叶酸 110（微克 /100 克）

燕麦含叶酸 190（微克 /100 克）

油菜含叶酸 149 （微克 /100 克）

西蓝花含叶酸 120（微克 /100 克）

干蘑菇含叶酸 110 （微克 /100 克）

胡萝卜含叶酸 67（微克 /100 克）

过敏体质女性备孕需要补充哪种维生素？

如果你是过敏体质的妈咪，备孕时可以补充维生素 C 和黄酮素。在诱发过敏的物质中，组织胺占据着重要地位，而维生素 C 具有抗组织胺的作用，从而可以帮你抗过敏。黄酮素能够阻碍组织胺的释出，也有助于抗过敏。

备孕时怎么安排饮食？

⬠ 不盲目节食

如果你身材偏胖，担心怀孕后更难控制体重而节食减肥，可能会使酮体增加，甚至不利于孕育宝宝哦！为了避免影响优生，我们不应该盲目节食和减肥，反而要均衡地摄入蛋白质、脂肪、碳水化合物、维生素、矿物质等营养素，不仅身体的健康需要它们，宝宝的生长发育也需要它们。偏胖的妈咪应在孕前通过合理饮食和适当锻炼，使自己慢慢接近理想体重。

⬠ 纠正饮食习惯

饮食要规律，按时吃三餐，尤其是早餐，睡前三小时除了水或适量的水果，就不要再加餐了。

吃饭时细嚼慢咽，保持八分饱，不暴饮暴食，不饥一顿饱一顿。

停止不健康的单一饮食减肥法，保证营养全面、均衡，饮食中的蔬菜、水果、肉、禽、蛋、奶、海鲜、粗粮都要适量搭配。

⬠ 减少摄入下列食物

❀ 少吃或尽量不吃冷饮。

❀ 适度摄入甜食，以免不利于控制体重、损坏牙齿甚至诱发妇科疾病。

❀ 减少摄取含有动物脂肪的食物。

❀ 远离油炸、烧烤、铁板、膨化类食品。

❀ 尽量少吃或不吃成品食品。

❀ 远离酒精，受孕前三个月就应该戒酒，怀孕后就应该完全戒掉所有含有酒精的饮品了。

❀ 不乱进补，尤其是受孕前的 1~3 个月，在没有询问过医生的情况下，不要乱吃任何保健品哦！

⬡ 增加摄入下列食物

❀ 水果中含多种维生素，能够促进细胞不断生长和分裂，促进宝宝生长发育。

❀ 海产品能促进大脑生长发育，防治神经衰弱。

❀ 黑芝麻含有近 10 种重要的氨基酸，是构成脑神经细胞的主要成分。

❀ 核桃益气、养血、健胃、止血、润燥清肺，对大脑神经细胞有益，帮助大脑发育。

❀ 花生含有极易被人体吸收利用的优质蛋白，还有各种维生素、糖、卵磷脂、人体必需的精氨酸、胆碱等，对身体有益。

哪些食物能提高精子活力？

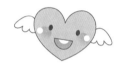

⬡ 富含锌的食物

如花生、小米、萝卜、大白菜、牡蛎、牛肉、鸡肝、蛋类、羊排、猪肉等。

锌元素可增加精子的活力，对精子的成熟和活动都有促进作用，男性体内缺乏锌，会导致睾丸激素分泌过低，使精子数量降低。

⬡ 含精氨酸的食物

如鳝鱼、海参、墨鱼、章鱼、芝麻、花生、核桃、牛奶、鸡蛋、瘦肉等。

精氨酸是精子的组成物质，还有增强精子活力的功能。

⬡ 富含维生素 E 的食物

如小麦胚芽、全麦食品、杏仁、胡桃、蛋、甘薯、西蓝花、菠菜以及其他绿色蔬菜、鳄梨、植物油（尤其是亚麻籽油、葵花子油和花生油）等。

维生素 E 被称为生殖醇，也对精子有益。

哪些食物能提高卵子活力？

备孕的妈咪多吃富含维生素 A、C、E 的食品，可以提高卵子活力。

⬡ 富含维生素 A 的食物

如动物的肝脏、鱼类、海产品、奶油和鸡蛋等动物性食物。

⬡ 富含维生素 C 的食物

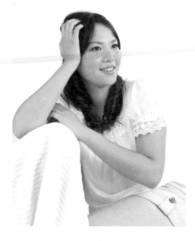

如猕猴桃、大枣、木瓜、西红柿、尖椒、黄瓜、小白菜、生梨、橘子、椰菜、葡萄汁、橙汁、草莓等。

🍠 **富含维生素 E 的食物**

如小麦胚芽、全麦食品、豆类、杏仁、胡桃、蛋、甘薯、西蓝花、菠菜以及其他绿色蔬菜、鳄梨、植物油（尤其是亚麻籽油、葵花子油和花生油）等。

此外，适当吃些益母草、红花、乌鸡、鸡蛋、红糖、黑豆、鲫鱼等，养护子宫、卵巢，对提高卵子质量都有益。

鱼、虾、山药不仅有补肾、调理精气的作用，还能帮助提高受孕的机会哦！

🐟 准备再次当爸爸，男性要注意什么？

🍠 **拒绝香烟，包括二手烟**

烟草中所含的铬对精子有强烈的杀伤能力，尼古丁和多环芳香烃类化合物会引起精子形态改变。吸烟时间越长、量越多，被削减的精子数量就可能越多，畸形率也越高，活力也会明显下降。

🍠 **远离酒精**

酒精可谓是精子杀手哦，对精子有直接的杀伤力，把酒精滴到精液上，精子立即就会死亡。此外，含有酒精的饮料或一些碳酸饮料也有可能引起染色体畸变，导致宝宝畸形。

🍠 **少食辛辣刺激性食物**

食用过量辛辣食品易导致生殖泌尿器官充血，如此精液量就会减少，质量也会改变。

🍠 **给精子降降温**

精子对高温环境特别敏感，如果阴囊、睾丸和附睾温度升高，都可能对精子的产生和成熟造成障碍。所以，准备再次当爸爸的男性要尽量避免洗澡水过热，减少桑拿或泡温泉的时间和次数，避免长时间骑自行车或激烈的体育运动，也要避免长期在高温环境下工作。

⬠ 不穿紧身裤子

过紧、硬质的裤子会对阴囊与睾丸造成束缚，阻碍局部血液循环，不利于静脉血液回流，可造成睾丸瘀血而影响生精。加上透气性差、散热不畅，会引起阴囊温度升高而降低精子活力。因此，为了保护精子良好的生长环境，准备再次当爸爸的男性应该穿透气性好的短裤、宽松的外裤，尤其是夏季，更要确保睾丸凉爽、舒适。

⬠ 不久坐

久坐压迫会阴部的睾丸、前列腺、精囊，尤其是坐软沙发，会阴部的循环受阻，局部温度升高，再加上压迫，使这些器官充血，就容易诱发炎症（如前列腺炎），影响精液质量。因此，备孕爸爸应该避免久坐，需要久坐时注意变换坐姿，还要减少憋尿情况发生。

⬠ 控制体重

与备孕妈咪一样，备孕爸爸也要杜绝肥胖或体重偏低，尤其是肥胖，会影响雄激素的正常分泌，造成精子异常，而体重偏低也会影响男性的生殖功能。因此，体重超标的准爸爸需要制订一个科学合理的饮食计划，并加强体育锻炼，体重偏低的准爸爸要增加进食量，多吃富含优质蛋白质和脂肪的食物，如蛋类、鱼类、瘦肉等。

🐟 备孕时，准爸妈都要调整作息

人体生物钟支配着内分泌，而夜间内分泌旺盛，生精也主要在夜间进行，如果长期作息不规律，紊乱的内分泌就会使精液的产生变得困难。备孕爸爸最好能够从孕前或准备授精前三个月开始，调节作息时间，保持最佳的健康状态。

妈咪如果作息不规律，常熬夜，容易导致月经紊乱，不易受孕，受精卵即使着床也会不稳定，有流产的危险。怀孕后，孕前的作息习惯也容易延续，这样生出的宝宝也容易有紊乱的生物钟，导致妈咪不好带。所以，妈咪最好能从孕前3个月到半年就开始调整作息，这对妈咪自身和宝宝的健康都有益哦！

🐟 备孕时，准爸妈都要远离辐射

电磁辐射会影响女性内分泌功能，导致月经失调，为怀孕带来隐患。对男性而言，电磁场的辐射也会影响到生精功能。准备要二宝的爸妈从备孕时起，就要开始远离电磁辐射了，如无线电波、微波、红外线、紫外线、超声波、激光等。

生活中，我们几乎时刻不离身的就要数手机了。手机若常位于腰腹部附近，收发信号时产生的电磁波就会辐射到体内的精子或卵子，影响到生育功能。备孕时，最好能让手机距离身体远一点，在室内时可以把手机放在一边，外出时可以把手机放在包里。

😊 备孕时，什么样的工作不安全？

🔴 重金属对宝宝危害多多

工作中，如果你要经常接触到含重金属的化工产品，就会增加流产、死胎、宝宝出生缺陷的危险。

① 甲基汞会导致宝宝中枢神经系统的先天疾患。

② 二硫化碳、二甲苯、苯、汽油等有机物也容易引起流产。

③ 二硫化碳、汽油还会导致妊娠中毒症的发生。

④ 氯乙烯会大大增加宝宝的先天痴呆率。

⑤ 铅会导致宝宝智力低下。

🔴 这样的工作要回避哦

① 会使你接触到刺激性物质或有毒化学物质的工作。

② 会使你受到放射线的辐射的工作。

③ 需要你经常抬举重物的工作。

④ 需要你频繁上下楼梯或乘电梯的工作。

⑤ 存在震动或冲击会波及你的腹部的工作。

⑥ 需要长时间站立的工作。

⑦ 使你高度紧张、不能适当休息的工作。

⑧ 需要你在室温过高或过低的地方作业的工作。

⑨ 需要你远离别人、独自一人进行作业的工作。

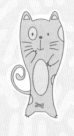

受孕的最佳时间，你把握好了吗？

一年中，受孕有最佳季节吗？

最利于怀孕的季节是夏秋之交。

怀孕早期对宝宝的发育至关重要，如果在夏秋之交怀孕，可以使怀孕早期避开流行病的易感时期，也避开寒冷、污染较重的冬季。在冬季，二氧化硫和总悬浮颗粒物的浓度最高，导致宝宝出生缺陷的风险也较高。夏秋交界时怡人的气温也便于你多到大自然中活动，呼吸新鲜空气。

到了怀孕中期，正好处于秋季，怀孕中期在宝宝的生长发育中也占了非常重要的比例。而到了宝宝出生时，正好是充满生机的春季，正是宝宝长身体的好时机。

产后你不必在寒冬腊月里坐月子，也不必担心宝宝弱小的身躯被冻着，也有利于你开展产后恢复工作哦！

一天中，受孕有最佳时间吗？

在一天中，身体的机能状态是不断变化的，早上 7 点到 12 点，身体机能状态呈上升趋势；下午 1 点到 2 点，是白天身体机能最低的时间；下午 5 点身体机能又上升，晚上 11 点以后就会大幅度下降。一般来说，晚上 9 点到 10 点是最利于受孕的时间。

排卵期受孕最容易

排卵，是指卵子从卵泡逸出的过程。生育期的健康女性，一般每月排出一个成熟的卵子，可以是左右两侧卵巢轮流排出，也可以是一侧卵巢连续排出。

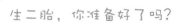

根据精卵的存活时间，在排卵前后共 1 周左右的时间内，是最利于受孕的，这段时间也是受孕的最佳时机。所以，掌握了排卵的具体日期，你就把握了受孕的最佳时间哦！

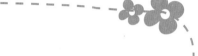

怎样推算排卵期？

如果你的月经规律，就可以根据月经周期推算排卵期。一般情况下，排卵期多在下次月经来潮的前 14 天左右。

如果你的月经周期是 28 天，排卵期就应在月经周期的第 14 天左右。而如果你的月经周期是 40 天，排卵期就应在月经周期的第 26 天左右，也就是下次月经来潮的前 14 天左右。

然而排卵与环境、情绪、健康状况、性生活、药物等因素都是息息相关的，在这些因素的影响下，有时可能会提前排卵或一次排两个卵，有时也可能推迟排卵或暂时不排卵。所以，单纯根据月经周期推算排卵期，有时也会不准哦！

细心的你，怎样发现排卵期？

除了算日期，能不能从身体的变化知道排卵期是否已经来了呢？细心的你，可以从以下方面来观察。

肛门坠胀或一侧下腹痛

在月经周期的第 12 天左右，有些女性会感到肛门有轻度下坠感，还有轻微的一侧下腹痛。这是由于成熟的卵子从卵巢表面排出时，要突破包裹在卵子表面的一层薄膜状的滤泡，使滤泡内的少量液体流入盆腔的最低处，出现肛门坠胀或一侧下腹痛的感觉。

排卵期出血

有些女性在排卵期会有少量出血，这是排卵前后雌激素水平的波动引起的。

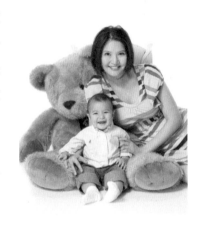

🌸 阴道分泌物变化

月经后，排卵前，阴道分泌物常会较少、黏稠且不透明，甚至没有黏液。随着排卵期的临近，分泌物的量逐渐增多，呈稀薄乳白色。到了排卵期，分泌物的量明显增多，呈水样透明清亮，像生鸡蛋清，私处变得潮湿润滑，用手纸擦时会有条状黏液，这种情形一般持续2~3天，也是最易受孕的时间。

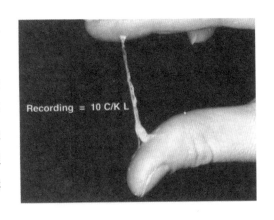

🌸 宫颈黏液变化

子宫也有自我开启和闭合的能力哦。在经期，子宫允许月经排出，到了月经周期后半段，子宫就会分泌黏稠的黏液，堵住子宫颈口，使精子难以通过。到了排卵期，子宫分泌的黏液就变得稀薄、透明，像生鸡蛋清，这时子宫颈开启，精子易于通过。因此，观察子宫颈黏液的性状就能知道是否处于排卵期了。

🌸 声调更高

女性接近排卵期，声音会变得更加尖细，更加富有女性特点。虽然这种变化很微小，但在排卵前和排卵期间，你的声音会慢慢达到最高音调。

🌸 大脑更活跃

在排卵日左右的几天中，你的大脑是最活跃的，你的反应比平时更快，工作效率也更高。随着雌激素水平的升高，你的认知能力也变得更强。如果你是职场女性，还可以把重要的工作安排在这个时期。

🌸 更有吸引力

女性在排卵期间，会散发出更加迷人的气息，也会令男性更加着迷。有实验表明，将排卵期女性的T恤交给男性，会让男性体内的睾丸激素含量升高。

🌸 嫉妒心更强

英国研究表明，女性在月经周期的第12~21天内（排卵期），对于其他女性的认可及接受程度会变得相对较低。当然，随着排卵期的结束，这种挑剔心理会渐渐褪去，对其他女性的评价也会转为正面、客观。

什么是额外排卵？

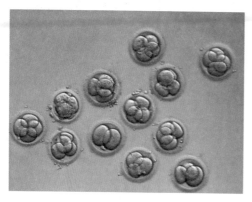

排卵受神经和内分泌的支配，当精神过度兴奋、紧张、生活环境变化或者身体健康状态改变时，排卵都可能会受影响，发生排卵期之外的排卵，也就是额外排卵。

这也正是为什么有些使用安全期避孕法的夫妇，就算严格按照正确的方法，避开排卵期前后的 10 天左右进行性生活，仍会有意外受孕的情况发生。

什么是假排卵？

● 假排卵是一种排卵的假象

在某些情况下，女性虽然没有排卵，反应排卵情况的指标却与排卵的女性一样，如基础体温、宫颈黏液和经期子宫内膜变化等，于是造成了一种排卵的假象。有的假排卵现象是间断的，还有受孕的可能，有的则是连续性的，就会导致不孕。

● 什么情况下会有假排卵？

有一种疾病叫作黄素化未破裂卵泡综合征，这种疾病存在时，即使月经周期中有黄体生成，但在黄体生成素的高峰出现 48 小时后，卵泡仍会不消失甚至继续生长，导致没有卵子排出。

目前，黄素化未破裂卵泡综合征的病因还不清楚，一般认为与精神过度紧张、焦虑情绪、内分泌失调、盆腔炎症、子宫异位症以及滥用药物等因素有关。

● 怎么判断是不是假排卵？

确诊假卵现象，可以采用连续 B 超监测、腹腔镜、阴道后穹隆穿刺等方法，治疗上会以诱发排卵为主。

排卵期一定会怀孕吗?

怀孕是一个复杂的过程,受孕的成功不仅需要健康而成熟的精子和卵子、通畅的生殖道,也需要其他必备条件哦,比如:

适宜的孕育环境

正常的宫腔和子宫内膜,子宫内膜的变化要适合受精卵的着床。

适宜的精卵结合时机

精子进入子宫腔后,能存活 2~3 天,但其生殖能力只能保持 1~2 天。如果精子没有进入子宫腔而留在阴道内,存活的时间就不会超过 1 天了。

一般每月只有一侧卵巢产生 1 个卵子,排出后数分钟就能到达输卵管等待受精,但卵子会在 12~24 小时内失去受孕能力,如果这段时间内没有精子前来会合,就浪费了一个卵子哦!因此,即使拥有了健康的精子和卵子、良好的生育机能,也还需要掌握排卵的规律,使精卵都在有活力时会合。

一定的生物化学基础

精子和卵子结合前,身体要发生一系列生物化学变化,只有这些变化正常进行,才能保证精子与卵子的正常结合。如果其中一个环节出了差错,都可能会使受孕失败哦!所以,如果你正确地尝试了排卵期受孕却多次未果,就需要在医生的指导下找出原因,选择合适的应对方法。

月经不规律,怎样确定排卵期?

把握排卵期,让精子和卵子结合时都拥有最鲜活的状态,是优生最关键的一步。如果你的月经不规律,不能按照常规方法推算排卵期,应该怎么办呢?

B 超监测排卵最准确

借助 B 型超声波,在月经周期的中期,可以见到发育成熟的卵泡,甚至可以恰好见到卵巢排卵哦！如果 B 超与任何其他检测排卵的方法出现矛盾，就以 B 超为准。

如果你只想了解有无排卵，那么在排卵前和排卵后各做一次 B 超就可以了。

如果你还想同时了解卵泡的发育情况，并借此把握排卵期，就需要正规地做一个周期的卵泡监测了，这样既能看到排卵前卵泡的大小，又能计算出卵泡生长的速度，甚至了解卵泡发育的质量。

🦀 监测排卵怎么做 B 超?

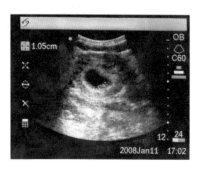

拿 28 天的周期来说，你需要做这几次 B 超：

第 1 次：月经周期第 8 天左右，了解有多少个卵泡同时发育，较大的卵泡直径有多大。

第 2 次：月经周期第 10 天左右，可以看到 1~2 个优势卵泡，还能计算出卵泡生长的速度。

第 3 次：月经周期第 13 天左右，也就是排卵前，这时 B 超会显现出卵泡周围透声环，24 小时内应该就会排卵了。

第 4 次：刚刚排卵后第 14 天左右，卵泡已经消失或显著缩小了 5 毫米以上，子宫直肠隐窝内可以见到液性暗区 4~6 毫米，甚至更多。

🦀 怎样测基础体温?

从月经来潮的当天起，每天早晨醒来，在未做任何活动前（包括说话、进食或起床等），将体温计含入口中，放置 5~10 分钟，测定口温，所得的就是基础体温（BBT）。然后把测得的数值记在坐标纸上（记得把来月经和有性生活的时间标记一下哦）。每天在同一时间，用同一支体温表测量更准确。

最后，按日期把这些数值连成曲线，就是基础体温曲线，从曲线图上，你可以观察到基础体温随时间的变化。

🦀 体温和排卵有什么关系?

基础体温反映的是静息状态下能量代谢的水平，也可以间接地反映卵巢的功能。测量基础体温就可以间接地监测排卵，既简单又经济哦！

在月经周期的前半期，基础体温波动在低水平线上，约 36.5℃。到了月经周期的中期，发现体温有明显上升，就说明已经排卵了。排卵时基础体温较低，排卵后，体温中枢受到孕激素的刺激，第二天体温就会微升 0.3~0.6℃，并持续 12~14 天。在这之后，如果没有怀孕，到了月经前的 1~2 天或月经第 1 天，体温就会重新下降到以前的水平，月经也会同往常一样来潮。如果怀孕了，温度就会保持在 37℃左右。

体温告诉你有无排卵

正常情况下，如果排卵了，黄体功能也正常，你的基础体温就会既有低温相又有高温相，把每天的体温值用曲线连接，就表现为双相曲线，也就是双相体温。

一般来说，出现双相体温，就表示有排卵。如果基础体温是单相的，没有出现高温相，说明并没有排卵。如果排卵后的高温相持续不到 12 天，表示是黄体功能不全，黄体过早地萎缩了。

体温告诉你哪天排卵

排卵前，肾上腺会分泌少量孕激素，使基础体温相对较低，大概 36.5℃。排卵时，卵泡破裂，雌激素水平急剧下降，使体温降低。所以，排卵日一般是基础体温最低的那一天。

排卵后，黄体分泌大量的孕激素和雌激素，24~48 小时基础体温又会升高。所以，最好的受孕时间是体温升高前两天左右。

由于排卵后通常要一两天才引起体温上升，而卵子只能存活 24 小时左右，所以如果用体温来确定排卵日，最好连续测几个月，才会比较准确。

但如果生活不规律，如夜班、失眠、情绪起伏、生病等，这种方法也会不准确哦！

孕酮值告诉你有无排卵

在月经周期中，排卵前孕酮水平较低，低于 2ng/ml，排卵后，卵巢黄体产生大量的孕酮，血液中孕酮的浓度会迅速上升。

黄体在排卵后 7 天左右成熟，这时血中孕酮的浓度最高，可以达到 15~32.2ng/ml 或更高，随后就不断下降，到了月经前，血中孕酮的浓度就恢复到了月经周期中的最低水平。

所以在黄体中期，也就是月经周期 28 天中的第 21 天，如果孕酮值大于 5ng/ml，就表明已经排卵了，如果小于 5ng/ml，就表明没有排卵。

排卵试纸帮你监测排卵

怎样使用排卵试纸呢？首先确定月经周期，然后从月经周期的第 11 天开始测试，每天一次，如果检测线比标准线强或一样强，表示就要排卵了。

因为在卵子快成熟时，下丘脑会接到雌激素的正反馈信号，让垂体前叶分泌黄体生成素（LH），使血中 LH 浓度升高，当 LH 的浓度达到峰值，一般 24 小时内就会排卵。尿中的 LH 峰值要比血中的 LH 峰值晚 4~6 小时出现，所以尿 LH 峰出现后，一般会在 20 小时内排卵。

目前排卵试纸并没有一定的设定标准，每个人的情况也不同，所以只用一种试纸可能会出现连续阳性或者没有阳性的情况，你可以同时使用多个品牌的试纸来测。但排卵试纸测的是黄体生成素（LH），所以准确性还是不够的，需要同时用 B 超来验证哦！

宫颈黏液帮你预测排卵期

宫颈黏液会随着雌激素水平的变化而变化，这种变化有明显的规律性，通过观察宫颈黏液可以预测排卵时间哦！

排卵前，宫颈黏液变得和蛋清一样清亮润滑，呈透明状，拉丝度很长，在显微镜下可以看到羊齿状结晶，这也是最容易受孕的时候。在排卵期，滑润的液体会让精子顺利通过子宫颈，与卵子结合。排卵后，宫颈黏液在显微镜下能见到椭圆小体。

一般根据宫颈黏液分泌量、黏液拉丝度长短、黏液结晶形成、宫颈口形态、黏液黏稠度和白细胞数目来评分，每项 0~3 分，评分越高，说明卵泡发育得越好，评分达到 10 分以上就说明接近排卵了。

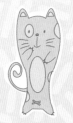

第二胎怀上了吗?

何时该怀疑自己怀孕了?

如果你感到乳房肿胀、恶心、呕吐、嗜睡、饮食习惯改变，加上月经迟迟未来，就该怀疑自己是否已经怀孕了哦！对此，要及早进行相关检查，及早确认。

怎么确定自己怀孕了?

验孕试纸

药店里出售的验孕试纸只要没有过期，准确率都是很高的。把晨尿滴在试纸上，如果出现两条红线，就表明是怀孕了。

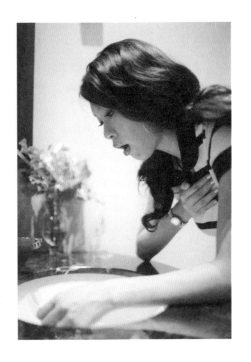

但是，怀孕最初一周通过尿液无法检验出是否怀孕。少数情况下，由于精神等因素的影响（如过于迫切地希望怀孕），验孕试纸也会出现假阳性。另外，验孕试纸也无法分辨宫外孕及葡萄胎。

验血

怀孕后，血液中的绒毛膜促性腺激素（HCG）水平会上升，可以到医院进行化验。

超声波

超声波可以直接检查出是否长出了胎囊，还可以估算预产期。

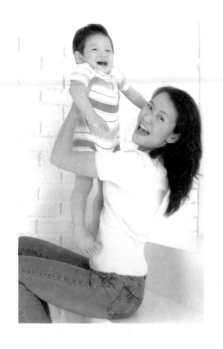

🐣 发现怀孕前，吃过药怎么办？

大部分孕妈咪在怀孕 4 周以前都没发现自己怀孕了，在不知情的情况下，因为感冒用了药，或还在服用中药调理身体，会影响到宝宝吗？

一般来说，怀孕的前 3 周用药，对胚胎影响不大。但是 3~8 周时宝宝正在发育重要器官，如果需要服用药物，就要特别注意了哦！

药物可以划分为不同的安全级别，如果你不确定之前所吃的药物是否安全，要将处方拿给医生评估，如果处方丢失了，可以请开具处方的医疗单位补开。记得不要只带药片给医生看哦，单从药片外观是无法确认药物成分的。

🐣 发现怀孕前，照了 X 光怎么办？

如果你在检查时做了 X 光照射，却发现自己此前已经怀孕了，这种情况下会对肚子里的宝宝有危害吗？

如果照 X 光是在怀孕最开始的 4 周内，那么如果宝宝受到了影响，就会是整体的不利影响，会发生自然流产；如果宝宝没有受到影响，就会自然生长下去，而一般不会出现生出畸形宝宝的情况。

这是因为，在怀孕最开始的 4 周内，也就是从末次月经第一天开始的 28 天内，受精卵只进行了简单的细胞分裂，还没有进行组织和器官的分化，也就还没有机会出现器官上的畸形。

所以如果 X 光没有影响到宝宝，宝宝就会健康成长下去。但在这个细胞分裂的阶段，如果 X 光使宝宝受到了影响，分裂将无法顺利继续，宝宝就会被自然淘汰掉。

但是为了避免照 X 光导致的自然流产，应该在每次照 X 光前先确认自己有没有怀孕，如果没有怀孕，再照 X 光。

在孕前，妈咪或爸爸照了 X 光后，为了避免 X 光对生殖细胞产生的影响，至少等 4 周以后再怀孕更安全。

二胎孕前怎么做？

打算怀孕二胎后，如果尝试怀孕半年没有成功，最好到医院做全面、系统的检查，仔细查明原因，双方都需要检查哦！男性外生殖器检查和精液检查可以基本了解男性的生育状况，排除男方因素后，就需要妈咪进行仔细检查了。

精液检查怎样更准确？

通过精液检查，不仅能够分析男性的生育能力，也可以帮助医生判断男性的生殖系统疾病，了解生殖腺及副性腺的生理功能，以及有无病理改变。因此，确保精液检查的准确性对于继发性不孕的诊断十分重要。

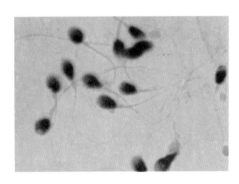

确保精液检查的准确性，一般需要检查前禁欲 3~5 天，但也不宜超过 7 天。将采出的精液置入取精杯中，尽量在半小时内送达并交给检验科。

如果禁欲的时间不够，精液量可能会达不到精液采集要求的两毫升以上，并且容易出现较多的不成熟的精子。如果禁欲的时间过长，可能会增加死精子或异型精子的数量，精子的活动率也可能会偏低。

如果需要多次的精液复查，每次采集精液前的禁欲天数也最好能够保持不变，以减少精液分析结果的波动。

妈咪可做的检查有哪些？

通过下面这些检查，一般在一个月内就能明确大多数继发性不孕的女性原因。妈咪们在月经来潮的三天内去检查，就能在一个月内完成所有的检查。

● 子宫内膜活检

根据内膜检查的结果，可以知道是否有排卵，也能知道是否有内分泌功能失调或内膜器质性病变，然后根据情况选择应对方法。

如果子宫内膜处于分泌期，表示有排卵，如果处于增生期，表示没有排卵。

如果内膜分泌期反应比正常延迟 2~3 天以上，表明是黄体功能不全。

检查时间：月经来潮前的 1~3 天或月经来潮的当天，最好是来潮后 6 小时。

⬠ 性激素六项

第一胎产后，如果你出现了经量异常或周期不规律的情况，或是排卵功能出现问题，多是体内的激素在捣乱哦！如果放任月经问题不管，就不利于把握排卵期，无形中就降低了受孕的几率。即使怀孕了，如果黄体功能不足，也可能会导致流产的发生。因此，有这类困惑的妈咪一定要及时进行性激素六项的检查，找出月经问题的原因。

性激素六项包括卵泡生成激素（FSH）、黄体生成激素（LH）、催乳激素（PRL）、雌二醇（E_2）、孕酮（P）和睾酮（T）。

通过对这些激素的分析，不仅可以判断生殖内分泌水平是否正常，也可以了解黄体和卵巢的功能，看是否存在多囊卵巢或卵巢功能降低等情况，然后就能根据情况采取相应的措施。尤其对大龄妈咪来说，性激素六项是必不可少的检查哦！

有些妈咪月经一向很规律，排卵正常，也可以不做生殖内分泌检查。

检查时间：一般在月经第 2~5 天进行这项检查。早上检查会比较准确，因为催乳激素在傍晚尤其是在夜间会呈生理性上升。如果催乳激素过高，会使排卵及月经周期受到干扰。

⬠ B 超监测排卵

通过一个周期的 B 超检测，可以了解排卵前卵泡的大小，计算卵泡生长速度，评价卵泡发育的质量。

⬠ 检查输卵管通畅度

常用输卵管造影，将显影剂推注到子宫腔及输卵管中，来查看输卵管是否通畅。输卵管阻塞的妈咪一般要做腹腔镜进一步检查哦！

检查时间：月经干净 2~3 天。不能在排卵期做，以免把受精卵推到输卵管末端或腹腔，造成宫外孕；也不能在经期做，以免经血阻塞原本通畅的输卵管，

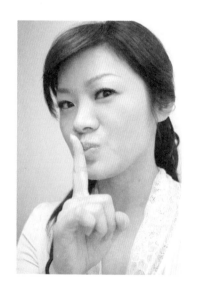

导致误判，经期做造影也容易造成感染。

● 宫腔镜或腹腔镜检查

如果没怀孕的原因始终不明，或自然流产两次以上，或反复种植失败，或需要证实是否排卵，或输卵管阻塞需了解阻塞部位及粘连情况等，都可以通过宫腔镜或腹腔镜检查来进一步诊治。

检查时间：月经干净 2~3 天。这期间子宫内膜较薄，卵泡尚未成熟，盆腔内也没有明显的充血，利于观察病变。这个时期进行检查也可以减少出血、避免感染，也有利于避免已经妊娠而误行手术。

● 染色体分析

染色体分析是为了排除大龄妈咪出现卵细胞老化或染色体变异的情况，在这类情况下，复发性流产与反复种植失败也容易发生。

检查时间：月经第 2~5 天。

● 免疫筛查

怀孕没成功，尤其是在复发性流产及反复种植失败的情况下，免疫筛查也起着不容忽视的作用，这是为什么呢？

怀孕是一个复杂的生理过程，与同种异体移植的过程相似。我们可以把胚胎看作一个异于母体组织的抗原，想要胚胎不被母体免疫系统排斥，就要靠母胎之间免疫耐受关系的平衡。如果母体血液中的免疫因素失调，也会增加母体免疫系统对胎宝宝的攻击，使着床的难度增加，就可能会发生原因不明的复发性流产及反复种植失败。

检查时间：月经第 2~5 天。

● 卵巢肿瘤指数检测

如果 CA125 轻度升高，并不表示患了肿瘤，而是提示患有子宫内膜异位症，这会非常影响怀孕。

检查时间：非经期时。如果在经期检查，CA125 会呈现假阳性偏高。

什么是抗精子抗体？

抗精子抗体是机体产生的一种抗体，男性和女性体内都可能出现。抗精子抗体会与精子表面的抗原发生特异性结合，凝集精子细胞、抑制精子通过宫颈黏液向宫腔内移动，降低生育能力。

对男性来说，抗精子抗体的形成与生殖道损伤或梗阻有关，如睾丸或输精管的黏膜表面损伤等。对女性来说，抗精子抗体的形成也可能与阴道黏膜损伤有关。

抗精子抗体阳性怎么办？

如果检查出抗精子抗体阳性，性生活时应使用避孕套避孕，使精液不能进入阴道，从而避免抗体与抗原接触，使体内抗体逐渐减少，一般需要使用3~6个月。记得每次性生活都要用避孕套，因为只要有一次精液进入女性体内，抗精子抗体就有增加的可能哦！

也可以用激素药物或中药来消除体内的抗精子抗体。如果男方抗精子抗体阳性，还可以将精子取出，经过洗涤处理，消除抗体后，再进行人工授精。

放松心情，二宝很快就来了

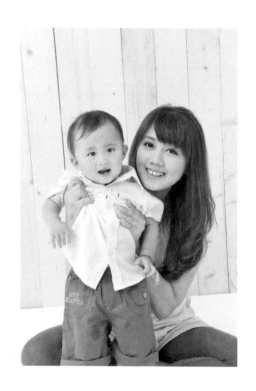

长期的较大的心理压力会带来很多不好的影响，这其中就包括了抑制下丘脑 – 垂体 – 卵巢轴的功能。长此以往，女性的内分泌会受到严重干扰，使卵巢功能紊乱，排卵功能也受影响，造成不孕。

对男性而言，精神长期处于高度紧张状态也会造成不育，因为神经内分泌系统在生殖过程中起着重要的作用，神经内分泌的平衡一旦被打乱，都可能影响到生殖功能哦！很多少精弱精的现象都是精神因素造成的，这也正是为什么有些夫妻在计划好的时间里授精总不能怀孕，不经意时的放松状态下反而怀孕了。也有的男性在医院进行人工授精的当天，精子数量会比平时少一些。

世界卫生组织也曾报告，有效的心理调节可以使精子与卵子结合成功的概率提高20%~35%。因此，还没有怀上二宝的爸妈不要紧张和担忧，放松心情，二宝很快就来了哦！

助孕时怎么算末次月经和预产期？

试管婴儿怎样计算末次月经？

如果是移植第 3 天胚胎，末次月经就是移植日期减 17 天。比如移植日期是 5 月 27 日，那么末次月经就是 5 月 10 日。

如果是移植第 5 天、第 6 天囊胚，末次月经就是移植日期减 19 天。比如移植日期是 8 月 24 日，那么末次月经就是 8 月 5 日。

人工授精怎样计算末次月经？

用授精的日期减去 14 天，就是末次月经日期。比如 9 月 27 日做的人工授精，末次月经的日期就是 9 月 13 日。

怎样计算预产期？

所有预产期的计算方法都是末次月经的月份加 9、日期加 7。比如末次月经的日期是 2014 年 3 月 11 日，那么预产期大概就会在 2014 年 12 月 18 日。

试管婴儿适合什么情况？

当传统的方法没能改善不怀孕的状况，就可以做试管婴儿。如果输卵管手术后久未怀孕、两侧输卵管切除或因病变而阻塞、排卵障碍、子宫内膜异位症、精子稀少或活力弱等，也都适合做试管婴儿。

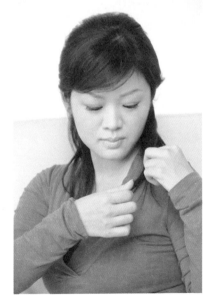

试管婴儿的过程

试管婴儿技术，并不是指婴儿在试管内长大，之所以会叫这个名字，是因为孕育过程的最早阶段是在试管内进行的。试管婴儿技术包括体外受精 – 胚胎移植、卵胞浆内单精子注射。

❶ 体外受精 – 胚胎移植

从女性体内取出卵子，放入试管内培养，再加入处理后的精子，卵子在体外受精后继续培养，受精卵发育成几个分裂球，就是体外受精阶段。将这早期的胚胎转移到子宫内，像自然怀孕过程中那样继续发育直至分娩，就是胚胎移植阶段。

体外受精使用的精液可以来自丈夫，也可以来自供精者，卵子可以来自妻子，也可以来自供卵者。

❷ 卵胞浆内单精子注射

在显微镜下，用显微注射器将活力好、形态正常的单个精子直接注射到卵细胞内，然后在体外培养受精卵。当医生确定卵细胞已经成功受精并分裂后，再将胚胎移植到子宫腔内，让胚胎继续生长发育。

只要男方能提供一条以上的正常活动精子即可，可以来自正常的精液，也可以来自附睾或睾丸穿刺。

试管婴儿也能避免染色体异常

不少情况下，自然流产与种植失败也与胚胎染色体异常有关。在试管婴儿技术中，可以及时筛查染色体异常：

在胚胎移植入子宫前，取出一个细胞进行检测，如果胚胎带有异常的染色体，就排除掉这个胚胎，如果胚胎正常，就植回母体继续发育。

这样就可以避免染色体异常带来的流产，帮助提高成功怀孕的几率哦！

胚胎移植前的小细节

首先我们要知道，胚胎移植术是一种无创手术，是在 B 超的指引下，通过阴道进行移植，不会疼痛，顺利的话 5 分钟就能完成。因此，在心理上无须紧张。

胚胎移植的当天要吃早餐，但做 B 超需要憋尿，从术前 1 小时开始就不要解小便了。

这是因为膀胱与子宫相邻，在 B 超中，膀胱显示为黑色，子宫内膜显示为灰白色。

排空状态下的膀胱在 B 超中与子宫内膜的界限模糊，移植胚胎时难以确定放置移植管的位置，增加了操作的难度，如果膀胱充盈，就能与子宫内膜明显区分。充盈的膀胱也能把子宫托起，使宫颈管与宫颈的位置相对展开，便于将胚胎种植在最合适的位置。

胚胎移植后的小细节

胚胎移植术后，卧床休息两小时，不用再憋小便了。

移植术后注射 HCG，你可能会出现腹胀、恶心、呕吐的情况，甚至会有尿少、呼吸困难、心悸、头晕眼花等表现，如果状况比较明显，可能为卵巢过度刺激综合征，你需要回到医院就诊。

保持良好的心态，不要过于紧张和担心结果。照顾好自己，注意避免感冒、发热和腹泻。

移植后 3 天内，要避免剧烈运动或重体力劳动。

移植后第 4 天，抽血检查雌激素（E_2）、孕激素（P）的水平。一定水平的雌、孕激素对胚胎的种植和妊娠的维持有好处，孕激素也能抑制子宫平滑肌收缩，放松子宫，起到安胎的作用。但这个结果并不反映胚胎是否着床，而是便于了解黄体支持药物的量够不够。如果雌、孕激素没有达到足够的水平，医生会添加黄体支持药物，提高妊娠率。

移植后第 14 天，验尿并抽血，阳性结果表示已经怀孕，要采取安胎措施，并记得定期产检哦！为了预防流产，怀孕后三个月内不要有性生活，也不要有敏感部位的皮肤接触。

如果没有怀孕，移植术后几天就会来月经，休息 2~3 个月后还可以重新进行。

人工授精适合哪些情况？

当传统的方法没能改善不怀孕的状况时，也可以使用人工授精技术。

夫精人工授精适用于男方精子稀少或精子活力弱、精液太黏稠而不液化、严重早泄、精神或生理因素导致的阳痿等情况。也适用于女方宫颈黏液不良，精子无法穿透的情况，包括女方宫颈黏液评分差，或性交后黏液中的精子活力差。

供体人工授精适用于男方有严重的遗传缺陷或 Rh 因子不合时，可以避免发生流产、早产、新生儿畸形或严重的胎儿溶血症等。

人工授精需要输卵管至少有一侧是通畅的，此外，女性如果有全身性疾病或传染病、严重的子宫颈糜烂或排卵障碍等情况，就不适合人工授精技术了。

🐟 人工授精的负面影响

供体人工授精是用供精者的精子授精，使非夫妻双方的精卵结合，也就切断了生育与婚姻的关系，违背了夫妻间的自然结合。由于应用了第三者的精子，为所生的宝宝带来了第三者的关系，可能会影响到家庭的稳定、夫妻间的感情及对孩子的照料，因此有可能引起有关伦理学和法律方面的问题。

对此我国目前还没有完整的法律规定。在这种情况下，首先必须要有受者夫妇及供体夫妇双方的签字，明确规定生出的儿女由受者所有，由受者抚养教育，并有继承受者家庭遗产的权利，不能虐待、歧视和遗弃孩子。

🐟 什么是配子输卵管内移植？

配子是指男性的精子和女性的卵子。把取出的精子和卵子移入输卵管内，使它们相遇结合，自然受精，然后在输卵管的正常蠕动下，使受精卵自行经过输卵管到达子宫内着床，继续生长，这个过程就是配子输卵管内移植。

配子输卵管内移植的成功率比较高，只要有一侧输卵管通畅就能进行。可以用在轻度子宫内膜异位症、男性问题、免疫问题、子宫颈不合或原因不明的不孕状况下。

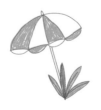

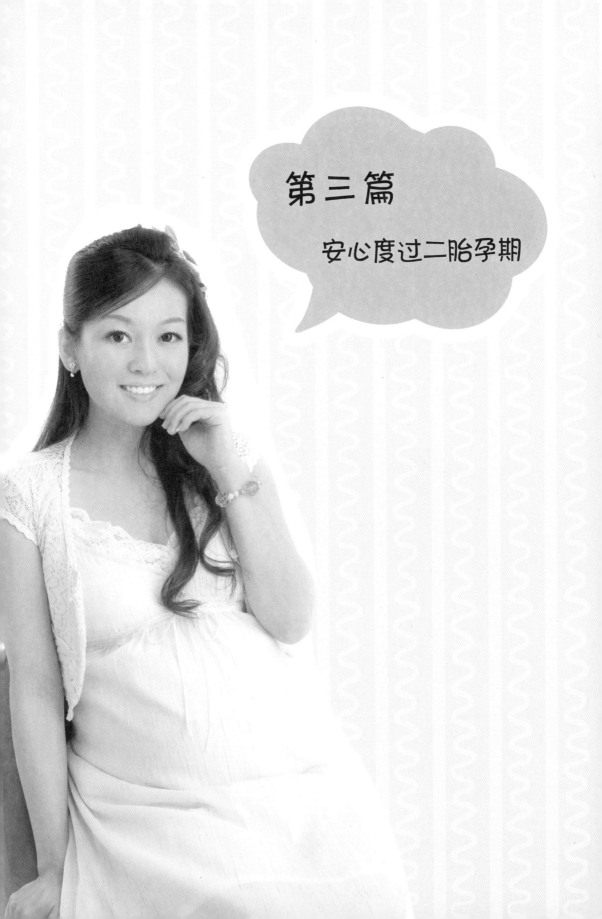

第三篇

安心度过二胎孕期

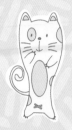

怀孕后第一件事

🐱 孕早期排除不安因素

不论你是多大年龄的孕妈咪，发现怀孕后的第一件事，就是确认胚胎的情况哦，如胚胎是否正常着床、胚囊是否正常等。当怀孕初期的危险因子都逐一排除，你就可以放心开始孕育第二胎了。

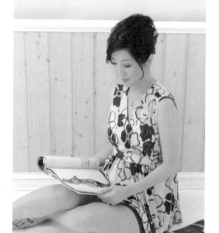

⬟ 检查的时间

怀孕6~8周，也就是月经没来，发现怀孕时。

⬟ 检查的目的

❶ 确认受精卵有没有在子宫内着床，是不是宫外孕。

❷ 确认怀孕周数。

❸ 看胚囊是否正常。

❹ 了解胎数，是单胞胎还是多胞胎等。

❺ 确认胚胎有无心跳，心跳是否正常。

❻ 排除葡萄胎、妇科肿瘤等疾病的可能性。

🐱 大龄妈咪需关注胚胎心管搏动

孕早期的检查也能给大龄孕妈咪一个定心丸。大龄妈咪是生产时年龄在35岁以上的女性，也就是说，如果怀孕时34岁，就也要把自己当大龄妈咪一样照顾哦！

卵子的质量会随着女性年龄的增长而下降，大龄妈咪发生胚胎停育的风险也相对更高，所以怀孕初期一定要确定胚胎心管搏动是否正常。

在孕 8 周左右，通过检查可以确认胚胎有无心管搏动、心管搏动是否正常。

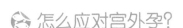 ## 怎么应对宫外孕？

什么是宫外孕？

精子和卵子结合后，需要穿过输卵管，进入子宫发育着床。但如果受精卵由于各种原因，没有进入子宫，而在子宫以外的部位（如输卵管）着床了，就是宫外孕，也叫做异位妊娠。

宫外孕的表现

在宫腔以外着床的受精卵不能正常发育，还会使孕妈咪体内雌、孕激素的比例发生变化，造成蜕膜分离，引起不规则的阴道出血。症状一般在孕 6~7 周出现，孕 4 周时也可能会有早期出血，呈鲜红色或暗褐色，可以持续或间断出血，量多少不定。

异位妊娠很危险，拿输卵管妊娠来说，受精卵在输卵管着床，随着孕周增加，小小的输卵管就容易被撑破，输卵管破裂出血后，血流到腹腔内引起剧烈的腹痛，伴随心跳加快、脸色苍白，危及孕妈咪的生命安全。

一定要早期排查

宫外孕在早期不一定会有症状，所以，最好能在症状出现前就确认一下受精卵的着床位置，最好是发现月经推迟就先验孕，确定怀孕后，就去确认着床位置是在子宫内还是子宫外。尤其是曾发生过宫外孕或曾做过输卵管手术的孕妈咪，更需要在孕早期就检查排除宫外孕的可能。

宫外孕怎么治？

对于宫外孕，可以用手术或药物来治疗。手术的目的是移除输卵管肿块和怀孕组织，有输卵管切开术、输卵管造口术、输卵管切除术等。药物治疗是根据孕妈咪的身体情况选择相应的免疫调节药物。

🐟 多胞胎不好吗？

● 孕妈咪面临的风险

怀了双胞胎、多胞胎的确是件高兴事儿，但怀孕和分娩过程中也面临着更多风险，比如早孕反应加重，容易出现水肿、贫血、孕期高血压、羊水过多、前置胎盘、流产、早产等问题，怀孕末期肚子过大，给心、肺造成过大压力，引起呼吸困难及下肢压迫症状。

分娩时，宝宝之间也会互相影响，如胎头交锁，更容易出现难产的情况。子宫因为过度膨胀，容易变得松弛，分娩时也容易宫缩乏力而大出血。

● 宝宝面临的风险

母体能提供的空间和养分毕竟有限，两个或两个以上的宝宝在孕妈咪子宫里生存压力大，发育迟缓、脐带异常、畸形甚至死亡的风险也相应增加。

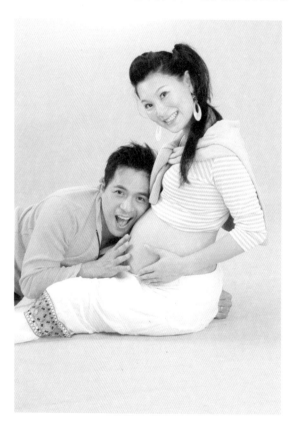

拿双胞胎来说，据统计，约50%的双胎宝宝出生时体重不足5斤，还有30%不足3斤，低体重儿由于身体器官发育不成熟，很容易发生肺部感染、呼吸暂停等情况。

● 必要时考虑减胎

多胞胎怀孕使孕妈咪和宝宝都面临风险，二胎时很多孕妈咪年龄已经偏大了，身体承受负荷的能力也有所下降，更需要根据自己的情况好好权衡一下哦！

为了保证宝宝的正常发育和生存质量，也减少怀孕和分娩期间孕妈咪的危险，还是值得考虑控制胚胎数目的。必要时，你可以让医生为你做个选择性减胎术。

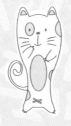

确保怀着健康的宝宝

哪些情况要当心宝宝异常?

大龄爸妈

宝宝的有些染色体异常疾病与妈咪怀孕年龄成正比,如小儿唐氏综合征,妈咪怀孕年龄越大,宝宝出现染色体异常的风险也越高。这是因为,女性随着年龄的增长,会开始出现卵子老化甚至异常的问题,宝宝出生缺陷的风险也会增高。

如果丈夫年龄超过 50 岁,即便妈咪很年轻,为了避免精子老化的问题,也需要排除宝宝染色体异常的可能性。

年轻妈咪不能大意

染色体筛查是大龄妈咪的事情吗? 实际上,任何年龄的妈咪都有可能怀上染色体异常的宝宝,只是发生率会随着妈咪年龄的增长而增加,大龄妈咪会提高警惕,在孕期筛查染色体异常,根据统计,每年出生的唐氏综合征宝宝80% 以上还是年轻妈咪所生哦!

生过有缺陷的宝宝

如果你生过有出生缺陷的宝宝,那么再次怀孕生出的宝宝出现同类异常的风险也会较高,所以,你需要重视这次怀孕期间的染色体筛查。

⬠ 之前的怀孕过程有异常

如果出现过早产、习惯性流产、死胎的情况，往往是夫妇一方或双方的染色体问题引起的，再次怀孕的话，宝宝出现染色体异常的风险也会较高。

⬠ 怀孕早期有致畸因素

如果怀孕早期用过有致畸作用的药物，或接触过放射类物质，容易有宝宝染色体变异的危险，出现畸形。如果怀孕早期患过风疹、单纯疱疹、带状疱疹，或被巨细胞病毒感染等，容易传染给宝宝。这些情况下，你都需要重视孕期染色体筛查哦！

😊 怎样查出宝宝异常？

生出异常宝宝的风险较大的妈咪，最好在孕 16~20 周做羊膜腔穿刺检查，也就是羊水穿刺术。

年轻妈咪可以先做非侵入性的检查，如在孕 11~14 周进行胎儿颈后透明带扫描，或在孕 15~20 周做母血唐氏症筛检。如果结果提示有异常，就需要做羊膜腔穿刺来确认。

如果前期的检查遇到问题，可以在孕 18~24 周做胎儿脐带血穿刺，从脐带血中提取宝宝的染色体进行分析。

此外，不论各项检查的结果如何，也不论是多大年龄的妈咪，都要记得做好孕期的每一次超声检查哦！

😊 查出宝宝异常的方法有哪些？

⬠ 胎儿颈后透明带扫描

如果宝宝患有唐氏症，皮下会有积水的情况出现，因此颈部后面的皮肤会比较厚，所以这项检查实际上就是看宝宝颈后皮下组织内液体积聚的厚度。如果厚度超过标准值，就可能提示着染色体异常疾病或其他先天性疾病，如先天性心脏病。厚度值越大，出现异常的概率也会越大。

检查方法：用超声测量宝宝有无颈部水肿，也就是测量宝宝颈椎部位皮肤与颈椎软组织间的最大透亮厚度。

检查时间：孕 11~14 周。如果超过 14 周，皮下的积水可能会被正在发育的淋巴系统吸收，影响到检测的准确性。

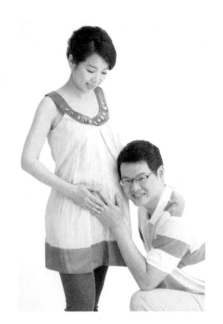

❤ 小贴士

　　这项检测的准确率很高，如果检测结果超出标准值范围，就需要进行后续的排畸检查来进一步确认宝宝异常的风险。

🌸 母血唐氏症筛检

检查方法：如果宝宝患有唐氏综合征，妈咪怀孕时血液中甲胎蛋白的浓度会比正常情况下低很多，乙型人绒毛膜促性腺激素却会高很多。可以根据孕周、妈咪年龄、体重和母血中这两种成分的浓度算出宝宝患唐氏综合征的几率。

检查时间：孕 15~20 周抽血，抽血后 1~2 周看结果，如果几率大于 1/270，就属于高危情况了，通常需要在孕中期（16~18 周）做羊膜腔穿刺来确认。

❤ 小贴士

　　几率值只能表示宝宝患病的可能性大小，并不能明确宝宝是否患病，所以几率小于 1/270 的妈咪也要做好超声检查才保险哦！此外，保胎时吃"多利妈"使人绒毛膜促性腺激素超出正常值，也可能影响到几率值。

🌸 无创产前基因检测

检查方法：通过采集孕妇静脉血，从中提取胎儿游离 DNA，采用新一代高通量技术，结合生物信息分析，得出胎儿发生染色体非整倍体风险率。

检查时间：孕 12~24 周抽血，主要检测 21- 三体、18- 三体、13- 三体的发病风险率。

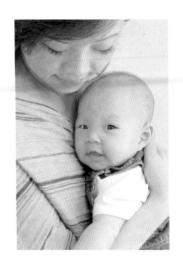

🔵 羊膜腔穿刺术

检查方法：医生通过 B 超确认穿刺的位置，用约 15 厘米的长针穿过孕妈咪腹壁和子宫壁，进入羊膜腔，抽取 20 毫升左右的羊水，从中找出宝宝的细胞进行检查。这个过程中，医生会在 B 超监控下小心避开胎宝宝。

检查时间：一般在孕 16~20 周检查，孕 16~18 周更好，因为这时羊水增多较快，在宝宝周围形成较宽的羊水带，更安全。

穿刺时不使用麻药，因为跟穿刺本身比起来，打麻药也许更疼。有的孕妈咪可能会感觉腹部有压迫或刺痛感，也有的孕妈咪没有任何不适，这与个人情况有关，比如对疼痛的敏感度、紧张程度等。

由于这是种侵入性的检查，所以也有一定的风险，约 0.1%~0.3% 的孕妈咪可能因此出现羊膜发炎、早期破水、早产甚至流产，但大部分孕妈咪还是可以很快恢复日常活动，怀孕不受影响。这项检查的准确率非常高，所以它的好处还是大于风险的。

🔵 绒毛膜取样术

如果怀孕早期 B 超发现宝宝有异常，或检查发现颈后透明带过厚，或之前怀孕有过染色体异常等，就可以进行绒毛膜取样检查。绒毛细胞与胎儿组织同源，通过对绒毛细胞的检测，就能了解宝宝是否有染色体异常，诊断先天性代谢疾病、基因遗传病等。

检查方法：先通过超声检查确定孕周和胎盘位置，然后从胎盘取得少量的绒毛组织进行检查。取绒毛组织的方式要根据胎盘的位置来决定，比较常用的是通过阴道、子宫颈插入一根柔韧的细导管到胎盘，也可以经过腹部插入一根细针到胎盘。

检查时间：孕 10~12 周。

🔵 胎儿脐带血穿刺

检查方法：在高清晰度超声的引导下，经妈咪腹部穿刺，到达脐静脉取出胎儿脐带血，从中提取宝宝的染色体，进行染色体核型分析、基因检测、胎儿感染等检查（如检查风疹病毒、梅毒、病毒、寄生虫等）。

检查时间：孕 18~24 周。

♥ 小贴士

这种检查方法准确性高，但有一定的风险，如损伤、流产。

❀ 为什么要做超声检查?

❀ 评价宝宝发育速度

通过超声波可以测量宝宝的一些指标，如宝宝头部、四肢、腹围等径线，这些指标在正常情况下与胎龄相关，可以评价宝宝成长的速度是否正常。

❀ 了解宝宝身体结构发育情况

可以检查出无脑儿、严重脊柱裂、严重脊膜膨出、单腔心、严重胸腹壁裂伴有内脏外翻、严重软骨发育不良等。

❀ 确认宝宝没有染色体异常

宝宝如果有染色体异常，通常在早期就会从功能和形态上表现出来，如超声检测头臀长度、脐动脉搏动指数、胎心率等都会有异常。超声引导下的羊膜腔穿刺、取胎儿血、胎儿活检、绒毛取样等都是产前诊断的方式，检出率为 80%~85%。

❀ 确认宝宝血供正常

彩色多普勒超声波还可以检查宝宝有关的血流是否正常，比如脐动脉血流、大脑中动脉血流等，必要时还可以评价母体子宫动脉、胎盘等血流状况。

❀ 及时应对异常情况

如果超声检查发现了异常，有些情况下可以及时采取措施。比如孕末期如果发现宝宝发育迟缓或宝宝过大，就可以及时查找原因，并通过调整孕妈咪的营养等，争取让宝宝出生时的体重在正常范围内。如果发现宝宝有严重的先天性膈疝，可以在分娩断脐前进行气管插管，等隔膜修复好以后，再让宝宝自主呼吸，就能帮宝宝避免生命危险了。

当然，超声波并不能替代所有的产前检查，孕妈咪还要定期做好产检，最大限度

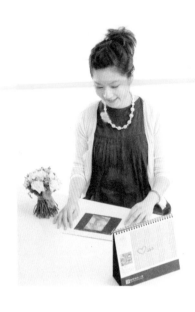

地保证自己和宝宝的安全与健康哦！

B 超和彩超哪种好？

超声检查的种类

1 二维 B 超

也就是普通的 B 超，黑白成像，能测出胎头双顶径、头围、腹围、羊水量等，观察宝宝是否存活或有无畸形，进一步确认预产期。

2 二维彩超

也就是普通的彩超，B 超能观察到的一切它都能观察到，并且更清晰，可以发现血流异常，诊断先天性心脏缺陷等。

3 三维彩超

二维彩超的全部功能它都有，还可以进行二维彩超难以做到的头面部立体成像，清晰地显示眼、鼻、口、下颌等部位的状态，帮助直接诊断先天畸形，包括表面畸形和内脏畸形。

4 四维彩超

在三维彩超的基础上，加上了时间维度参数，可以观察宝宝的实时动态。

孕期更适合做彩超

相比普通的 B 超，彩超的分辨率更高，能更好地发现和诊断疾病。比如 B 超检查发现胎儿颈后有 U 形或 W 形压迹，就可以用彩超来确定：是不是脐带绕颈了？绕颈几周？所以，对孕妈咪来说，彩超检查具有更大的意义，是更适合孕期的检查哦！

根据情况选择彩超

在彩超中，孕妈咪可以根据情况选择相应的检查。比起普通的彩超，三维彩超更有利于发现宝宝体表结构畸形，如唇腭裂、脊柱畸形、心脏畸形、神经系统畸形等。相比普通的彩超，三维、四维彩超的分辨率更高，能把宝宝的身体结构显示得更清楚，更有利于出生缺陷的筛查。

🐾 孕期超声检查何时做？

一般情况下，整个孕期需要做以下几次超声波检查。但在高危妊娠或孕妈咪有其他疾病时，可能会使宝宝发育迟缓、体重过重等情况下，医生会根据孕妈咪和宝宝的情况酌情调整检查的次数，多胞胎的妈咪甚至可能要每两周检查一次哦！

⬠ 孕 6~8 周

这时期的超声检查有以下作用：

❶ 确定胚胎是否着床在子宫里，及早发现宫外孕，尤其是曾有过宫外孕、习惯性流产的孕妈咪，更需要在孕早期尽早检查。

❷ 如果是做了试管婴儿，或有先兆流产症状、需要判断宝宝是否存活等，此时的超声波检查也很重要哦！

❸ 还可以发现多胞胎、连体婴、萎缩性胚囊等。

⬠ 孕 11~14 周

这次的检查主要是确定孕周，进行早期筛查，检查宝宝颈后透明带的厚度，判断宝宝患唐氏综合征症、严重心脏病、重大结构畸形等的风险。尤其是多胞胎的孕妈咪，就更不能错过这次检查了。

⬠ 孕 20~24 周

此时宝宝器官发育相对成熟，羊水量也最有利于给宝宝做检查，有利于完整地评估宝宝是否发育正常、有没有结构畸形，也是整个孕期最全面的一项超声检查，包括宝宝大小、脊柱、颅内结构、颜面结构、心脏、胃泡、肾脏、腹壁、膀胱、四肢、性别、脐带、胎盘位置、羊水量等。最好选择三维B超检查。

如果检查怀疑宝宝有脑部、肺部等器官的异常，可能就需要做胎儿核磁共振检查配合B超检查来诊断。

如果上次的检查测出宝宝颈后透明带厚度大于3毫米、或你曾生过有心脏疾病的宝宝，或你本身有心脏疾病、糖尿病或服用某些药物，可能还需要专门为宝宝做胎儿心脏B超检查。

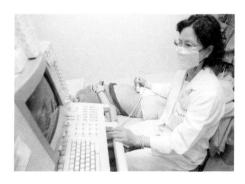

● 孕 30～32 周

这时到了孕末期，也是宝宝发育最快的时期，有些宝宝结构的异常是在怀孕过程中逐渐表现出来的，如先天性膈疝、脑积水等，此时超声检查就能清楚地辨认宝宝的结构。

此时超声检查可以了解羊水量、胎盘情况、宝宝生长发育情况，还可以通过脐血流了解宝宝在子宫内是否有缺氧。

● 孕 38 周左右，分娩前

这时的超声检查可以了解宝宝的大小和位置、胎盘成熟度、羊水量、羊水有没有浑浊、脐带有没有绕颈等，这些也是帮你选择分娩方式的重要依据哦！

孕期超声检查小细节

● 不需空腹

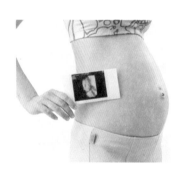

孕期做超声检查一般是不需要空腹的，可以吃饭哦！但检查前不要吃容易产生气体的食物，如牛奶、红薯等，因为产生的气体会阻碍超声波的穿透，造成显像不清，影响检查的准确性。

● 什么情况下需要憋尿？

孕早期一般可以通过小小的阴道超声探头了解子宫内外的情况，不需要充盈膀胱。但如果没有阴道超声探头，是需要憋尿的，因为孕早期子宫不够大，需要利用充盈的膀胱来看清子宫、输卵管、卵巢等。

孕中晚期都是通过腹部的超声探头来检查，不需要充盈膀胱。

但在有些情况下，为了更好地诊断，可能需要憋尿，如怀疑宫外孕、胎盘位置较低、不明原因的阴道出血等，需要利用充盈的膀胱来看清子宫及附件，子宫下段的组织和血流。

超声波会影响宝宝吗？

产前超声波检查都采取最小化的原则，比一般的超声检查剂量低很多，检查的时间也只有几分钟，对每个器官的探测时间更短，对宝宝的影响是极小的。

临床观察发现，每两周甚至每周做一次超声波检查，并不会增加宝宝发生畸形的风险。如果需要增加检查的次数，也是在必要时，如怀疑宝宝畸形、多胞胎、有需要密切监测的疾病等，这些情况下即使检查次数增加了，也会是利大于弊的。

所以，孕妈咪不需要因为多做了超声波检查而不安，不安和焦虑情绪对宝宝的影响是远大于超声波本身的。

超声检查能发现所有问题吗？

为了生出一个健康的宝宝，孕妈咪和家人以及医生都希望尽可能地检查出所有的异常，但超声波检查的检出率却并不是100%，即使报告单中未提示明显异常，也不代表绝对的正常。这是为什么呢？

超声波仪器本身有局限

正如所有的医学手段都在不断发展中，超声波仪器也需要不断改进，分辨率也需要不断提高。比如在检查宝宝的一些微小结构时，如果存在畸形，就不一定能够发现，如外耳郭、外生殖器的畸形，多指少指等。此外，超声波检查也只是对器官大致形态的观察，无法鉴别器官的功能是否正常。

宝宝不会配合检查

宝宝并不知道自己在做检查，更不能配合地摆出各种姿势，因此宝宝的姿势或宝宝肢体的遮挡有时会影响检查的准确性。比如检查宝宝心脏时，如果宝宝背对着探头，看得就没有那么准确；再如检查宝宝肾脏时，宝宝面对着探头，也不利于观察肾脏，类似的情况就可能会导致结构畸形的漏诊。为了尽量减少这种漏诊的发生，孕妈咪可以通过活动使宝宝改变体位，之后继续观察。

妈咪身体因素也会影响检查

如果孕妈咪腹壁过厚、羊水过少等，也会影响检查的准确性。

有些结构畸形发生较晚

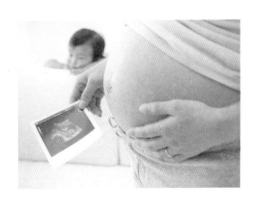

孕20~24周的超声检查是系统筛查宝宝的结构畸形，但有些结构畸形孕末期才发生，此时也可能查不出来，如脑内结构异常，心脏、肾脏畸形等。

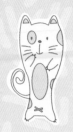

产检——孕期定心丸

为什么要定期产检?

● 孕期身体动态变化着

怀孕后，全身各系统为适应孕育宝宝的需要，会发生一系列的变化。如果这些变化超出了生理的范围，或孕妈咪本身患有疾病，不能适应孕期的各种变化，宝宝和孕妈咪就可能出现病理状况。因此孕妈咪需要定期产检来确定自身和宝宝的安全，按时进行详细而系统的产前检查。

● 更利于预防孕期疾病

定期产检便于医生了解你的整个怀孕过程和健康状况。对孕期疾病做到早预防，早发现，早应对，尽可能避免病情发展。

每次产检，医生都可以对你进行孕期营养和保健、自我监护知识的指导，这个过程能够使你更加安心，增强信心和自我保健能力，减少孕期疾病的发生。

● 及时发现异常

对于一些异常情况，产前检查也能及早发现和纠正，如胎位不正等。如果有些情况不能纠正，也可以及时入院，通过全面的诊断，决定分娩时怎样处理，做到适时、安全分娩。

产检都做哪些检查?

● 孕早期排除不安因素

前面我们说道，孕 6~8 周发现怀孕后，要检查确认胚胎的情况，排除怀孕的危险因素，这是孕早期的检查。

⬤ 孕中期确认宝宝发育正常

孕 12 周后就进入了孕中期，可以到医院建档，正式开始产检了。建档的同时会做一次全面的产科检查，包括体重、血压、尿检、听胎心、妇科检查、肝功能、验血等，之后的每次产检也会有一些例行的检查：

❶ 量体重和血压：通常会将怀孕前的体重作为孕期体重增加的参考，整个孕期体重的最佳增长幅度是 10~12.5 千克。

❷ 验尿：主要是验尿糖、尿蛋白，看看孕妈咪有没有血糖问题、肾功能是否正常、有没有子痫的危险等。

❸ 验血：主要是验孕妈咪的血型、血红蛋白、肝肾功能，以及排除梅毒、乙肝、艾滋病等。

❹ 身体各部位检查：如甲状腺、乳房、盆腔。

❺ 检查子宫大小：为以后评估宝宝的成长是否正常作参考。

❻ 听胎心：是孕中期的常规检查，用多普勒胎心仪听宝宝的心跳。

⬤ 孕末期确保顺利生下宝宝

孕 28 周后就进入了怀孕末期，这时除了产检的例行检查之外，也会这样确认宝宝的情况：

孕 34 周后开始做胎心监护，了解胎动情况、宫缩时的胎心反应、宝宝有无宫内缺氧。做胎心监护时会用两个探头，一个是压力感受器，固定在子宫顶端，了解有无宫缩及宫缩的强度，另一个测量胎心，放在宝宝胸部或背部。胎心监护的频率根据宝宝的情况而定，一般按照产检的时间来进行就可以了。

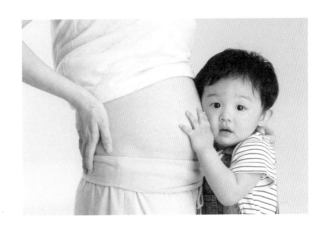

孕 38~42 周确认胎位，看宝宝是头位、臀位，还是其他异常胎位，为你选择分娩方式提供重要参考。

🐟 给你一张产检时间表

从怀孕第 3 个月开始做第一次产检，每个月产检 1 次，也就是第 12、16、20、24 周分别产检一次。

从怀孕第 7 个月开始，每 2~4 周产检 1 次，也就是第 28、30、32、34、36 周分别产检一次。

从怀孕第 10 个月开始，每周产检 1 次，也就是第 37、38、39、40 周分别产检一次。

如果有特殊情况，也应该随时检查哦！

产检时间安排																																								
怀孕月份	一				二				三				四				五				六				七				八				九				十				
孕周数	1	2	3	4	5	6	7	8	9	10	11	12	13	14	15	16	17	18	19	20	21	22	23	24	25	26	27	28	29	30	31	32	33	34	35	36	37	38	39	40
产检												✓				✓				✓				✓				✓	✓		✓		✓			✓	✓	✓	✓	✓

🐟 大龄妈咪产检注意什么？

● 留意血糖

大龄妈咪产检时更需要关注血糖值，尤其是有这些情况的孕妈咪更需要注意——年龄大于 30 岁、身材偏小巧、孕前体重超过 120 斤或孕期体重增长过多、有吸烟史、高血压、之前的怀孕曾有异常、家人有糖尿病。

在糖尿病筛查的前几天，不要摄入过多糖分和水果，那样会影响检查的准确性。检查需要空腹，抽血前不要吃东西、喝饮料或奶制品。

● 留意血压、水肿、尿蛋白

大龄妈咪发生妊娠期高血压的风险会更高，产检时更要留意血压及水肿现象。在家如果发现身体水肿，也应该尽早去医院查一下尿蛋白。

🐟 早产可以检查出来吗？

● 孕 20~24 周测量宫颈长度

前面我们说到，孕 20~24 周时要做一次超声检查，看宝宝有没有身体结构畸形，

122

这时你可以顺便让医生检查一下宫颈的长度及形态，看有没有提前扩张的征兆。

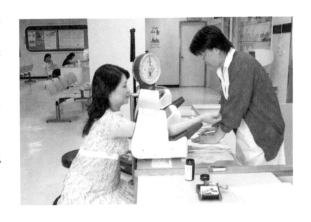

⬠ **孕 22~35 周化验胎儿纤连蛋白值**

这项检查是取宫颈阴道分泌物，检测其中的胎儿纤连蛋白值，从而预测分娩的启动时间。

需要注意的是，做这项检查前 24 小时内不要有性生活。在有前置胎盘、胎盘早剥或阴道出血的情况时，也会影响检测结果。

⬠ **查出早产风险高怎么办？**

如果检查结果表明早产的风险较高，可以采取适当的措施，减少早产对宝宝的不利影响，比如用皮质类固醇促进宝宝肺成熟，降低宝宝出生时发生呼吸问题的风险。这也正是做检查的意义。

知道自己早产的风险升高，也许你会感到焦虑。但另一方面，提前了解风险也能帮你提高警觉，孕期你就会更加留意，尤其是在接近上次早产的孕周时。另外，你也需要提前做好待产的各方面准备，一有状况就能及时去医院了。

查出乙肝表面抗原阳性怎么办？

如果孕妈咪的乙肝表面抗原阳性，在怀孕期间没有必要打乙肝免疫球蛋白，但一定要在宝宝出生后 24 小时内（12 小时内最好）尽早给宝宝注射乙肝免疫球蛋白，剂量应 ≥ 100IU，同时在不同部位接种 10μg 重组酵母或 20μg 乙肝疫苗，1 个月和 6 个月后分别接种第 2 和第 3 针乙肝疫苗。

也可以在宝宝出生后 12 小时内，先给宝宝注射 1 针乙肝免疫球蛋白，1 个月后再注射第 2 针，并同时在不同部位接种 1 针 10μg 重组酵母或 20μg 乙肝疫苗，1 个月和 6 个月后分别接种第 2 和第 3 针乙肝疫苗。

出生 12 小时内就注射了乙肝免疫球蛋白和乙肝疫苗的宝宝，是可以接受乙肝表面抗原阳性妈咪的哺乳的。

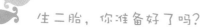

上面是中华医学会肝病学分会和感染病学分会给出的建议，并被我国"十一五"重大传染病专项关于阻断乙肝母婴传播的研究证实，能使97%的新生儿免受母婴传播。

什么时候开始数胎动？

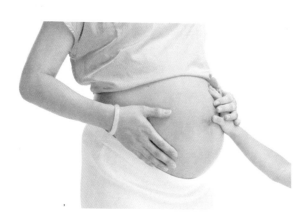

宝宝在子宫里的活动（如伸手、踢腿）冲击到子宫壁，就形成了胎动。孕8周后，宝宝初具人形，已经开始有胎动了，但这时宝宝动作很轻微，你通常感觉不到。到了孕18~20周，宝宝已能将手和腿伸展开，并能触摸到子宫壁，此时你就能感受到宝宝的存在了，但也因人而异，你也可能会因注意力分散（如睡眠或工作）而忽略大部分胎动。

数胎动不需要太早开始，可以从28周开始每天数胎动，因为28周后胎动的频率、强度才逐渐形成规律。

胎动也有规律哦

每个宝宝也有自己的作息时间，胎动的频率在一天之内也不相同，一般早晨活动最少，中午以后逐渐增加，下午6点到晚上10点最活跃。

大部分宝宝在孕妈咪吃饱后活动更多，那时孕妈咪体内血糖增加，宝宝补充了能量，就开始做运动了。孕妈咪饿的时候体内血糖减少，宝宝需要储存能量，也就比较老实。在夜晚睡觉前、孕妈咪洗澡时、宝宝听见爸爸妈妈说话或放音乐的时候，胎动也会更频繁哦！

通常孕期越长胎动越活跃，孕28~32周时达高峰，但到了孕末期，约孕38周后，由于宝宝头部下降到孕妈咪的骨盆位置，胎动会相对减少，感觉为蠕动感，这是一种正常现象。

🐣 胎动多少次算正常？

胎动的次数、强度正常，表示胎盘功能良好，输送给宝宝的氧气充足，宝宝在子宫内愉快地生活着。如果胎动的规律突然剧烈改变，往往是宝宝宫内缺氧的信号。

正常情况下，1 小时内明显的胎动应不少于 3~5 次，12 小时内应不少于 30~40 次。但宝宝也有较大的个体差异，有的宝宝 12 小时可以动 100 次左右，只要胎动有自己的规律，变化不大，就是正常的。

怀孕不同时期，胎动的次数也会有差异。孕 24 周时胎动一般每天 200 次，孕 32 周时胎动每天可以达到 500~700 次，到了孕末期，又会减少到每天 200~300 次。

🐣 怎样发现异常胎动？

当病理情况或功能障碍引起宝宝宫内缺氧，就会出现异常胎动，如脐带绕颈较紧，胎盘功能障碍，孕妈咪不正常用药，外界有不良刺激等。

缺氧对宝宝的危害非常大，尤其是足月宝宝的脑组织对缺氧很敏感，很容易发生脑组织水肿、缺血，严重的甚至会发生脑组织坏死。这些损伤也不是一缺氧就立即发生，而是随着缺氧时间变长、程度加重，超出了宝宝的耐受能力，脑组织就会受到损伤。

🌸 胎动异常的表现

胎动过少：12 小时内胎动应在

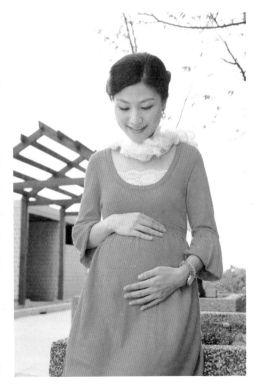

30~40 次或更多，如果少于 20 次，或每小时少于 3 次，说明宝宝有缺氧现象，要及时去产科治疗。如果 12 小时内没有胎动，24~48 小时内宝宝就可能有生命危险，要立即去产科抢救。

胎动过频：如果一段时间内胎动突然变得频繁，甚至没有间歇，也要提高警惕。因为宝宝宫内缺氧初期会胎动频繁，这是宝宝求救的信号，若不及时纠正缺氧，使缺氧继续加重，胎动就会逐渐减少、减弱，最后胎动甚至胎心都会消失，宝宝死亡。整个过程是 12~48 小时，及时治疗往往可以转危为安。

⬡ 胎动异常怎么办？

如果发现胎动似乎有异常，不要惊慌，先左侧卧位，让自己放松平静一会儿后，重复计数。如果重复后的结果正常，就先继续观察，保持关注胎动。如果重复后的结果不正常，就立即去产科。

⬡ 每天自计胎动

宝宝在肚子里的情况是变化着的，而每次产检的监测也只能反应宝宝当时的情况，所以不在医院时，孕妈咪自己也要留意，每天自计胎动，尤其是有胎盘老化或是脐带绕颈等情况时。

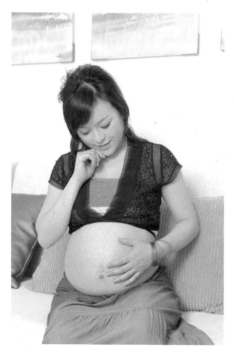

⬡ 不要过于敏感

有的孕妈咪 1 小时感觉不到胎动就开始担心，时不时就紧张地前往医院，这也不利于孕期的心情和宝宝的健康。虽然胎动是反映宝宝状态的重要标志，但也会受外界因素的影响，如孕妈咪劳累、睡不好或情绪波动等，都可能使胎动的规律改变。

🐢 怎样准确自计胎动？

从孕 28 周开始计胎动，每天早、中、晚各一次，每次 1 小时。

计胎动时应在安静的环境中，避免看电视、聊天、工作等外界影响，也应在平静的时候计胎动，因为情绪的影响也可能使计胎动的结果失真。可以坐着或侧卧，两手轻放在腹壁上感觉胎动。

宝宝连续的动作应算一次胎动，间隔两分钟以上的动作才算另一次。

正常胎动应为每小时 3~5 次，把每天 3 个时段的胎动数加起来，乘以 4，就是 12 小时的胎动数了。

❂ 胎心多少次算正常？

将胎心仪置于孕妈咪腹壁的适当位置，可以听到宝宝心脏在跳动，就是胎心音。胎心的出现比胎动要晚一些，一般孕 16 周可以测到。

正常的胎心率比较快，强而有力，每分钟 120~160 次，怀孕中期每分钟可达 160 次以上。听胎心音可以判断宝宝生长和健康状况，当胎心率突然变得不规律时，如加快或减慢，就应该引起重视，及时去医院检查。

❂ 怎样准确听胎心？

孕妈咪可以让家人将耳朵贴在腹壁上数胎心，想要更准确，也可以使用专门的胎心仪。胎位正常时，孕 24 周后应该在脐下正中部或脐左右两旁听胎心音。保证 8 小时的睡眠和左侧卧位的姿势更有利于准确地听胎心音。

听胎心音时，你也需要区分腹中的几种杂音：

子宫杂音：是血流通过胎盘发出的声音，频率和脉搏一样，呈吹风样，一般在腹部左侧比较明显。

腹主动脉音：是腹主动脉的跳动声，速度也与脉搏一致。

胎动的声音：这是宝宝肢体碰到子宫壁发出的声音，没有节律。

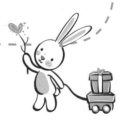

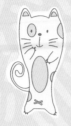

跟流产说不

什么是习惯性流产?

孕 28 周前胚胎停止发育,或自动从子宫内排出,就是自然流产。孕酮(PRGE)和人绒毛膜促性腺激素(HCG)都是怀孕的标志,当检查发现它们明显降低,有阴道流血,然后有胚胎组织排出,就可以诊断为自然流产了。

自然流产如果发生两次,称为复发性流产,如果发生 3 次或 3 次以上,就叫做习惯性流产。

流产容易复发

流产的病情会随着次数的增多而愈加严重,复发率也会越来越高。有了 1 次流产,复发率就有 25%,有过两次流产,复发率就达到 30%,3 次复发率为 35%,4 次以上复发率就会达 50% 以上。

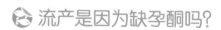

不同原因的复发性流产在表现上没有明显的区别,因此需要进行全面系统的检查才能明确流产的原因。

流产是因为缺孕酮吗?

● 缺孕酮会引起流产

孕酮是维持怀孕必需的一种孕激素,由卵巢黄体分泌。正常情况下,精子卵子结合后,孕酮分泌增多，促进子宫内膜生长增厚，利于受精卵着床。如果黄体功能不全等原因使孕酮分泌不足，子宫内膜较薄，就影响受精卵的顺利着床，即便着床了，也容易发生流产或胚胎停育。

如果先兆流产确实是孕酮不足引起的，可以及时补充孕酮，它在促进子宫内膜生长的同时，还能抑制子宫收缩，有助于安胎。

🏵 大多数流产并非缺孕酮

实际上，孕酮不足所致的流产并没那么多，大多数早期流产是胚胎本身存在问题，如染色体异常等，这并不是补充孕酮就能保胎的。这样的流产是一种优胜劣汰的自然选择，需要我们以平常心去看待和接受。

所以，如果没有不良孕产史或阴道出血等问题，是没必要抽血查孕酮的。

😊 流产的原因是什么？

🏵 染色体异常

有些胚囊无法长成胎儿，也就是萎缩性胚囊。有的胚囊长成了胎儿，却在孕8周后突然失去心跳。这类情况60%左右是受精卵本身有问题，如染色体异常，是自然淘汰的结果，勉强安胎也可能生出有缺陷的宝宝。

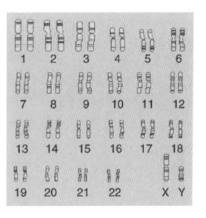

导致流产的染色体异常包括父母染色体异常、胚胎染色体异常。

❶ 父母染色体异常：可能同时也有免疫功能紊乱，保险起见，最好能一并检查。

❷ 胚胎染色体异常：受精卵染色体分裂时，受到不利因素影响而出现错误，胚胎停止发育。这是一种自然淘汰的过程，通过流产的绒毛培养可以确诊。

🏵 免疫因素

复发性流产60%以上是免疫因素引起的，有两种情况。

❶ 同种免疫紊乱：夫妇的白细胞抗原相容性过高，受孕后，母体不能产生保护胚胎的封闭抗体，使胚胎受到母体免疫细胞的攻击而停育。可以用丈夫的淋巴细胞进

行主动免疫，使孕妈咪产生封闭抗体。

❷ 自身免疫异常：孕妈咪的免疫系统紊乱，产生对抗自身组织的抗体，这些抗体也可以破坏胚胎组织和胎盘细胞，使胚胎死亡。可以用皮质激素和免疫球蛋白来治疗，成功率在 90% 以上。

⬠ 内分泌因素

不要小看内分泌紊乱哦，它也可能引起流产。

❶ 黄体功能不全：怀孕后孕酮分泌不足，胚胎得不到足够的营养，导致流产的发生。这种情况下需要补充孕酮。

❷ 高催乳素血症：催乳素过高多会导致不排卵和不孕，即使受孕后也很容易流产。这种情况下需要针对性治疗和保胎。

❸ 多囊卵巢综合征：多囊卵巢综合征也常导致不孕和流产，受孕后的保胎治疗很重要。

此外，糖尿病、甲亢、甲减也会导致流产，发现这些疾病应该积极治疗，控制住病情后再怀孕。如果有过反复流产，做检查时也记得查查血糖以及甲状腺功能。

⬠ 解剖性原因

宫颈机能不全、子宫肌瘤或腺肌瘤、宫腔粘连等也会导致复发性流产，约占 10%~15%，多是晚期流产，也就是孕 12 周之后的流产，而且流产时胚胎还有生机。

这类情况可以通过超声、宫腔碘油造影、宫腔镜、腹腔镜等来检查。也可以手术矫正，如第一胎产后宫颈机能不全，二胎可以做宫颈环扎术。

⬠ 感染

复发性流产很容易带来各种生殖道感染，如细菌性阴道病、念珠菌性阴道炎等。而炎症的存在也会导致流产，当阴道分泌物增加、有恶臭味、颜色偏黄，同时伴有外阴瘙痒，就说明是有炎症了。

所以孕前或怀孕早期，如果出现了生殖道感染，一定要及早治愈，不然可能会引起早产或流产。如果曾有复发性流产，也需要检查确认是不是感染引起的，以便再次怀孕前将这些感染因素都消除。

⬠ 凝血机制异常

如果凝血机制发生障碍，血液凝固的速度会变快，也就是血栓前状态。平常情况下虽然没有形成血栓，但怀孕后胎盘的血管就会形成血栓，堵塞胎盘血循环，使胚胎缺血而死亡。

不明原因的复发性流产很多是血栓前状态所致，抗凝治疗的效果比较好。

怎么辨别先兆流产?

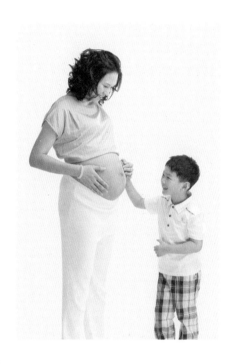

先兆流产也就是流产的先兆，表现为孕28周前，先出现少量的阴道流血（在内裤或手纸上发现血迹），然后出现阵发性的下腹痛或腰痛，怀孕的最初3个月更容易出现。

虽然流产的最初信号往往是出血，但孕早期出血也有很多原因，不一定就是流产。怎么判断自己的症状是不是先兆流产呢?

出血和腹痛的关系

流产时的腹痛一般出现在出血后，可能是持续的，也可能是绞痛，类似痛经时的腰酸背痛和下腹部疼痛。如果出血与疼痛相伴发生，就要及时去医院。

血的颜色

如果出血呈鲜红色，也要及时去医院。如果出血呈咖啡色，不用太担心，咖啡色说明出血已经停了，所以氧化成了咖啡色。但一定要注意休息，避免仰卧起坐等腹部用力的动作，也要避免憋尿、便秘，以免增加腹内压。

让医生帮你诊断

发现出血的时候，首先要保持冷静，最好能安静休息一会儿，让身体放松。如果出血不但没有停止，而且越来越多，并出现了明显的腹痛等不适，就要及时去医院检查，了解出血的部位和原因。

先兆流产不等于流产

如果出血量比较少，可能只属于先兆流产，及时就诊，经过保胎治疗及休息，大部分先兆流产可以在症状消失、B超证实胚胎存活后，继续怀孕。

但如果保胎治疗后仍有流血，HCG 值也没有恢复正常，或 B 超发现胚胎发育不良，可能就需要终止怀孕了。如果出血量很大，可能意味着流产已不可避免，需要及时做清宫术。

出血了就要保胎吗？

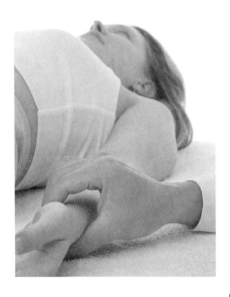

孕早期会有生理性出血

怀孕早期的出血不一定就与流产有关哦，也会有生理性的出血，表现为点滴出血，类似经期开始或末尾的量，颜色可以是粉色、红色或褐色。常见的原因有这几种：

❶ 受精卵着床：这种出血的量非常少，时间也只是 1~2 天。

❷ 激素变化：怀孕后体内激素水平虽然会变，但原先的生理周期带来的激素变化可能不会马上就停下来，因此你也可能在通常的经期前后出血。此外，雌激素水平升高也可引起出血。

❸ 生殖器官血供增加：怀孕后，子宫颈和骨盆区域的血供增加，宫颈涂片检查、阴道检查时的接触就可能有点滴出血。

孕早期的生理性出血一般不需要处理，不会对宝宝造成影响，只要宝宝本身没有异常，就算出血仍在进行，也一般不影响宝宝正常发育。

孕早期也有病理性出血

有些情况下，出血虽然与流产无关，不需要保胎，却也不是生理性的，而是某些病理性的异常情况引起的，这就需要孕妈咪留意了，除了前面我们说到的宫外孕，也常见以下几种异常情况：

❶ 葡萄胎：孕早期可以出现恶心、呕吐、下腹部闷痛、阴道异常出血。出血可以持续或间断，色鲜红，或呈褐色分泌物状，量多少不一。症状出现的时间早可以在孕 6 周左右，晚可以在孕 12 周左右。

❷ 感染：感染导致发炎，在宫颈涂片检查、阴道检查或性生活后，容易有少量

出血的现象。宫颈糜烂的糜烂面也可能会在怀孕期间出血。

❸ 前置胎盘：也就是胎盘附着在子宫的位置过低，低于宝宝先露部，孕期会有无痛性的阴道出血。

❹ 劳累：工作压力和劳累也会引起孕早期出血，如果出血量少，多卧床休息就好。但初次发现时，最好还是请医生帮你判断，好排除其他原因，以免错失治疗时机。

没有出血和腹痛，为什么也要保胎？

HCG（人绒毛膜促性腺激素）和孕酮对维持妊娠很重要，HCG水平偏低可能会使胚胎缺少养分而影响发育，孕酮分泌不足会使胚胎着床不稳定，导致出血甚至流产。所以这些指标偏低时，即便没有出血、腹痛等先兆流产的表现，流产的风险也相对增加了。

虽然很多情况下，流产不一定是这种原因引起的，但为了预防这种原因所致的流产，医生出于谨慎考虑，也会建议孕妈咪保胎。当然，保胎不能过度，每个孕妈咪指标偏离的程度不同，适合的保胎方案也不一样，一定要在医生的指导下进行。

不要陷入保胎误区哦

🌸 不要过分紧张

听到保胎二字，孕妈咪们往往就会紧张。虽然不能轻视，但过分紧张也会造成精神压力，进而引起内分泌紊乱，反而对宝宝不好。保持良好的心情、健康的饮食和作息，才有利于宝宝的生长发育哦！

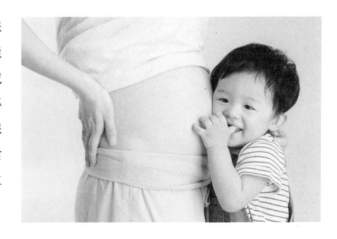

🌸 不一定不能动

保胎好像就该天天躺着，动一下就会威胁到宝宝，可实际上，缺少正常的活动身体怎么能健康呢？适当的正常活动才能促进血液循环，供给胚胎新鲜的血液及养分。

● 不一定要用药

一般来说，保胎需要多休息，至于是否需要用保胎药，是要根据激素水平和症状等具体情况来决定的。

● 不要盲目进补

保胎时也不能盲目服用补品，尤其是含有参类的补品，参类有活血的作用，会有可能引起出血甚至流产。

什么是生化妊娠？

生化妊娠的意思是精子和卵子已经结合，在生理上已经发生了怀孕的变化——HCG 值升高，大于 25mIU/ml，但受精卵却没有在子宫内着床，并没有成功怀孕。一般发生在孕 5 周内，也被称为"亚临床流产"，在试管婴儿时更为常见。

由于 HCG 升高，验血和验尿会显示为怀孕了，但一般数值较低，反应不明显，早孕试纸显示为弱阳性而不是强阳性，B 超也看不到子宫内有孕囊。

生化妊娠怎么办？

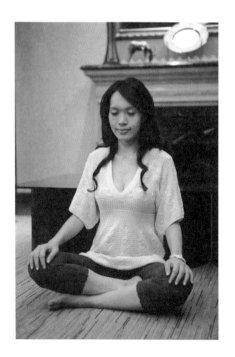

生化妊娠一般不到 50 天就会自然流产，有白色的胎膜流出。流产的过程也不会很明显，尤其是常有痛经、血块的话，就更容易把这次流产当成了一次比较痛的月经。

生化妊娠是胚胎本身的问题（如染色体变异），流产是一种自然淘汰的现象，月经恢复后就正常了，不影响下次怀孕。但这种情况如果多次发生，就需要检查一下有没有染色体异常等情况了。

什么是过期流产？

正常情况下，受精卵着床后，孕 6~8 周

B 超就可以看到胎芽和胎心搏动,胎囊也会慢慢长大,但胚胎在尚未长成时就停止了发育,就是胚胎停育。这种情况一般发生在孕 5~11 周,受精卵已经成功着床,B 超可以看到孕囊,却一直不长大,没有胎心或胎心停止。

胚胎停育一般会导致自然流产,但如果受精卵的一部分已经形成了绒毛、胎盘和胎膜,体内激素也还保持着怀孕的水平,自然流产就不能发生,使死去的胚胎滞留在宫腔里,就是稽留流产,也叫过期流产。

过期流产的表现是什么?

过期流产往往很难感觉到,可能也并没有腹痛、出血等流产的一般征兆,直到 B 超发现胚胎停育了。

有时在孕早期也会有先兆流产的症状,之后子宫不再继续增大,或者有所变小,与怀孕月份不相称,而且没有之前柔软,也没有胎动和胎心。一般在症状出现后 1~2 个月孕产物才排出。

过期流产是什么原因导致的?

❶ 基因缺陷:胚胎染色体异常、夫妻一方染色体变异、夫妻血型不合。

❷ 母体因素:病毒感染,子宫肿瘤,严重糖尿病,黄体功能不足,甲状腺功能减退,免疫功能紊乱等。

❸ 不良习惯:过量吸烟、饮酒或咖啡、吸食海洛因等。

❹ 环境因素:常接触有害化学物质(如铅、甲醛、苯、砷、氧化乙烯)、放射线等。

❺ 精神压力:长期过度紧张、焦虑、忧思、恐惧等。

怀疑是过期流产怎么办?

如果 B 超发现可能是过期流产,就等 1 周后再做一次 B 超,根据胚胎的变化来确诊。

如确诊是过期流产,妊娠产物最终肯定是要排出的,你可以等待自然排出。如果出血量多或时间长,为了避免宫腔感染或排不净的隐患,你也可以考虑做一个清宫的小手术。

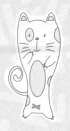

远离孕期不适与疾病

孕早期别轻视发热哦

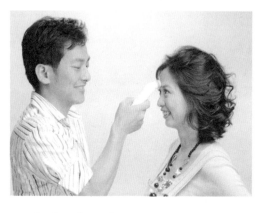

孕早期高热可致出生缺陷

孕早期发低热可能不会有问题，但高热（39.4℃以上）就会严重危害宝宝了。因为宝宝早期发育过程中的某些重要物质（如蛋白）的活性对温度很敏感，体温增高会增加宝宝发育不良及出生缺陷的风险，如唇腭裂、心脏缺陷、神经管畸形等，也可能会引起流产。

孕早期感冒怎么办？

如果症状轻，可不必用药，或选用感冒冲剂等中成药，如果没有发热，也不是很严重，就多喝姜汤，可以适量加点红糖。

孕期体内的酶有一定变化，对很多药物会不易解毒和排泄，而孕早期是宝宝器官形成的重要时期，药物容易对宝宝产生影响，所以最好不吃药。但也不是所有情况下都不能吃药，只是不要擅自用药，一定要请医生为你选择合适的药物。

接种流感疫苗防发热

到了怀孕中晚期，宝宝已经成形，由流感引起的发热不会对宝宝造成直接伤害，不过，你会因为流感而病得很难受，也可能会加重你的孕期并发症，为了避免孕期发烧带来的麻烦，你可以在孕前三个月接种流感疫苗。如果你身体素质很好，普通的孕期感冒发热也不会对宝宝造成太大影响。但如果孕期发热可能是宫内感染引起的，就要去检查了。

🐾 二胎没有早孕反应，正常吗？

早孕反应通常表现为恶心呕吐、头痛、疲倦、乳房触痛、食欲不振，一般在孕 9 周左右最严重，孕 14 周左右消失。这很大程度上与孕期 HCG（人绒毛膜促性腺激素）水平变化有关，孕早期 HCG 快速升高，孕中期又会下降。

有的孕妈咪第一胎怀孕时早孕反应严重，第二胎却几乎没有早孕反应，这是正常的。当然，如果第一胎没什么反应，第二胎反应很剧烈，也是可能的哦，因为每次怀孕的情况都会不尽相同。

早孕反应也不是所有孕妈咪都有，如果没有早孕反应，那真是个福利，尤其是在还要照顾大宝的时候。在有反应的孕妈咪中，每个人反应的强烈程度和主要表现也不同，如果你怀的是多胞胎，由于 HCG 水平高，早孕反应通常会更严重。

🐾 孕早期为什么腹痛？

🌸 生理性腹痛

胃痛：孕早期胃酸分泌增多，你也许会出现胃痛，有时还伴有呕吐等早孕反应，过了孕早期就会消失。这时你需要清淡、易消化的饮食，早餐可以吃些烤馒头片或苏打饼干。

🌸 病理性腹痛

孕早期，如果小腹出现阵发性疼痛，或出现有规律的腹痛、腰痛、骨盆腔痛，就要引起注意了，这样的疼痛很可能是不正常的，尤其是下腹部疼痛，首先要想到是不是先兆流产或宫外孕。

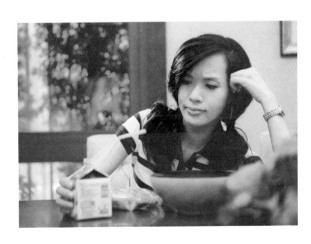

❶ 先兆流产：如果出现上

述疼痛的同时，阴道还有点状出血，或腹部有明显的下坠感，可能是先兆流产，最好及时去医院。

❷ 宫外孕：如果出现单侧的下腹部剧痛，伴有出血或昏厥，可能是宫外孕，要立即去医院。

🐟 孕中期为什么腹痛？

⬟ 生理性腹痛

❶ 子宫牵拉痛：从 4 个月左右起，子宫增大，牵拉到支撑子宫的韧带和肌肉，引起牵涉痛、钝痛或隐痛。多出现在下腹部子宫一侧或两侧，走较远的路或变换姿势时，会疼得更明显，多休息就可以缓解了。

❷ 性生活引起腹痛：孕中期性生活时如果用力过度，也会引起腹痛。

⬟ 病理性腹痛

食管裂孔疝：孕中期宝宝逐渐长大，腹腔内的压力也增大了。在你的胸腔和腹腔之间有一层膈肌，膈肌上有一个孔隙，使食管与胃得以连通，如果增大的腹压把这个

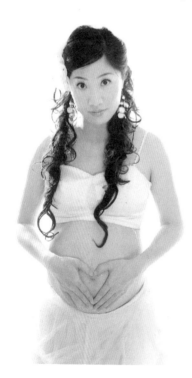

孔隙变大，就会出现食管裂孔疝，引起腹痛。这时的腹痛多伴有胸闷、气短、胸痛、胃里返酸、打嗝等表现。

孕期发生食管裂孔疝的几率是 30%~50%，孕末期症状可能会加重。所以孕妈咪要少食多餐，少吃过甜、过辣、过粘的食物，饭后不要立即卧床，尽量少弯腰以减轻胃部返酸，也要保持大便通畅。如果出现了返酸的症状，卧床时就想办法把上半身抬高 20° 左右。

🐟 孕末期为什么腹痛？

⬟ 生理性腹痛

❶ 肋骨痛：增大的子宫不断刺激肋骨下缘，

引起肋骨钝痛，一般不需要特殊治疗，左侧卧位有助于缓解疼痛。

❷假宫缩：孕末期有时会有假宫缩，出现下腹阵痛，一般只持续几秒，间歇时间长，几小时才出现一次，也没有下坠感。一般出现在晚上，白天就缓解了。

🔵 病理性腹痛

❶胎盘早剥：是宝宝娩出前，正常位置的胎盘从子宫壁剥离，可以部分剥离，也可以全部剥离，使下腹部有撕裂般的疼痛，常有流血，也可能会出现腹部变硬、胎动消失、休克等情况。胎盘早剥是严重的孕晚期并发症，发病急，如果处理不及时，孕妈咪和宝宝都会有危险。孕期如果有高血压、腹部受到外伤，就一定要及时就诊，及时治疗，以免发生胎盘早剥。

❷早产、先兆子宫破裂：如果下腹部忽然发生持续的剧烈疼痛，就要及时去医院，一定不要拖延。

🐱 哪些腹痛不是因为怀孕？

怀孕期间，有些疾病与怀孕没有直接关系，但也会腹痛，不要因为怀孕期间腹痛很常见，就疏忽了这些疾病的存在哦！如果你不能分辨，出现了以下情况时，要及时去医院。

🔵 急性阑尾炎

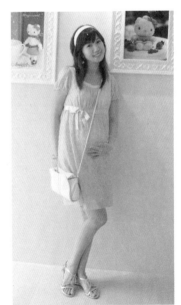

孕早、中、末期都有发生的可能，孕期阑尾炎的病情会发展得更快，所以要及时去医院。一般情况下，急性阑尾炎发作时压痛的部位在右下腹，但因为腹中有宝宝，右腹部的压痛位置会随着怀孕月份的增加而逐步上移。发生急性阑尾炎的孕妈咪一般有慢性阑尾炎病史，有体温升高等症状。

🔵 肠梗阻

如果怀孕前做过腹部的手术，孕期发生肠梗阻，往往是由于术后肠粘连所造成。

怀孕时发生肠梗阻并没有典型的症状，所以一旦腹痛与呕吐、腹泻一起出现，就要及早去医院检查。

⬠ 胆囊结石、胆囊炎

如果怀孕前胆道内有结石，随着孕期生理变化，一不小心就容易发生胆囊炎，出现上腹痛、恶心、呕吐、发热，疼痛还会由于进食引起或加剧。所以，孕期吃饭要细嚼慢咽，不要过饱，少吃高脂食品。

🌐 头胎剖宫产，二胎要注意什么？

⬠ 产检要更留心

经历过剖宫产后又怀孕了，那么这次孕期就要更认真地做好产检，更要留意子宫瘢痕的厚度、胎盘附着的位置、宝宝在子宫内的发育情况。

⬠ 不要轻视腹痛

如果子宫上的瘢痕愈合不良，随着孕期的进展，子宫内压力升高，即使没有任何诱因，子宫也有可能从瘢痕处破裂，主要表现为腹痛。腹痛可重可轻，有时腹痛虽然轻，但子宫已经破裂了，所以千万不要轻视，尤其是孕末期，一旦出现腹痛就要立即去医院。

⬠ 提前入院待产

孕期越往后，瘢痕子宫发生破裂的危险就越大。为了预防危险的发生，最好能够提前两周就住院待产，一旦发现问题就可以及时应对。

🌐 有了前置胎盘怎么办？

⬠ 孕末期 B 超复查

如果孕中期 B 超发现了前置胎盘，不必紧张，因为随着孕期的发展，子宫的扩张和子宫下段形成时的拉伸会使胎盘远离宫颈口。此外，胎盘本身也会朝着子宫上半部血供丰富的部位生长。如果是孕末期发现了前置胎盘，胎盘也还是有远离宫颈口的可能，但发现得越晚，远离的可能就越小。

所以在进入孕末期时，要复查 B 超，看看胎盘的位置。如果孕末期有阴道出血，也要及时做 B 超检查，明确出血原因。

真正开始

❀ 减少活动

避免性生活以及会使腹压增加的活动，如下蹲、用力排便、频繁咳嗽，不要搬重物或腹部用力，以免发生危险。卧床休息时左侧卧是最好的，变换姿势时动作要轻。

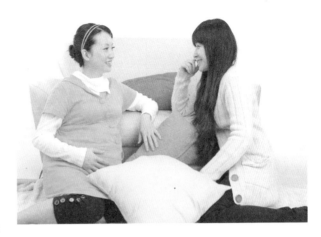

❀ 保证营养供应

合理安排饮食，均衡地摄入各种营养，尤其需要注意预防贫血，多吃含铁丰富的食物，如枣、瘦肉、动物肝脏等。如果长期卧床休息，就需要多摄入膳食纤维，并养成定时排便的习惯。

❀ 注意卫生

保持外阴清洁，勤换内裤，预防感染。

❀ 每天数胎动

前置胎盘引起早产和大出血的风险都较高，这对孕妈咪和宝宝都是很危险的。除了尽量避免危险的发生，也要保证出现状况时及时发现，从而才能及时应对。所以，每天都应该留意胎动的情况，如果发现胎动明显减少，就要尽快去医院检查。

❀ 及时就诊

无论血量多少，一旦有出血，就要立即去医院，并告诉医生你有前置胎盘。

🌐 孕期发现卵巢囊肿怎么办?

如果孕期查出了卵巢囊肿，首先要确定肿物的性质。

怀孕后也可能出现功能性的卵巢囊肿，比如妊娠黄体，如果良性的卵巢囊肿不超过4厘米，就先观察一段时间。

如果是恶性的卵巢肿瘤，孕早期可能需要流产后做手术，孕末期也可以引产后做手术。

心脏病妈咪怎么照顾自己？

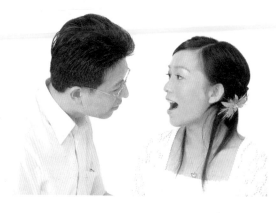

做好产前检查

定期做好每一次产检。

调整营养摄入

给自己高蛋白、低盐、低脂的饮食，从孕 4 个月起，限制盐的摄取量，最好是每天 4~5 克，及时补充维生素和铁。

控制体重增长

合理搭配营养，维持良好饮食习惯，整个孕期体重增长最好不要超过 10 千克。

保证睡眠充足

每天至少睡 10 小时，可以的话白天可安排两次休息，充足的睡眠也能稳定情绪。

减少心脏负荷

多休息，尽量避免会增加心脏负担的活动，如重体力劳动、剧烈运动。

剧烈的情绪变化也会加重心脏的工作量，是孕期原本就负荷很重的心脏小受不了，所以也要注意保持情绪稳定哦。

关注心脏健康

多了解一些关于心脏的健康知识，了解心脏发出的危险信号，如气急、发绀、咳嗽、痰中带血等表现很可能是心力衰竭引起的，一旦出现这些情况就要及时去医院检查。

心态平和，保持信心

不要过于担心和紧张，孕期对你来说是挑战，但也是改变自己的机会。只要好好照顾自己，积极配合治疗，不仅疾病会转好，你的生活、饮食方式也会得到彻底的改变哦。

提前入院待产

安全起见，提前入院待产，最好能在预产期前 1~2 周住院待产，不要等到憋气、难受时才去医院。如果怀孕末期出现了心力衰竭，为了自己和宝宝的安全，最好进行剖宫产。

🍀 分娩时要留心

生下宝宝后立即用沙袋压住腹部，可以减缓血液回流到心脏的速度，减轻心脏负荷，以免引起心衰或死亡。

🍀 产后护理要留心

产后 72 小时内容易出现心衰，所以要更加注意照顾自己，与医护人员保持沟通。如果有心衰的情况，不要中断用药，也不要立即哺乳，使用抗生素预防感染，等心功能恢复后再出院。

🐟 糖妈咪有什么风险？

如果孕期血糖控制不理想，会更容易发生流产、妊娠期高血压疾病、早产。

妈咪的血糖很容易通过胎盘进入宝宝体内，所以宝宝血糖水平也容易较高，发生高渗透性利尿，宝宝排尿增加，就使羊水量增多。

血糖问题也会带来酮症酸中毒的风险，虽然发生率低，但对孕妈咪和宝宝危害极大，严重时会导致胎死宫内。

🐟 糖妈咪也会生出糖宝宝

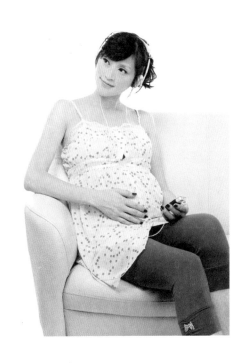

妈咪的血糖通过胎盘进入宝宝体内，宝宝血糖水平也升高，促进胰岛素细胞增生肥大，分泌胰岛素，以便将血糖恢复到正常水平。

但如果妈咪的血糖没有得到控制，宝宝的胰岛素细胞就会持续增生肥大，出现胎儿高胰岛素血症。而胰岛素也会使脂肪及蛋白质合成增加，使宝宝超重、体积过大，成为巨大儿。

糖妈咪的宝宝也更容易出现畸形、新生儿呼吸窘迫综合征、新生儿低血糖、新生儿红细胞增多症、新生儿低钙、低镁血症。此外，也存在新生儿远期并发症，这是由于宝宝的胰腺储备功能下降，就成为了糖宝宝，多数情况下是在儿童期或青年期出现糖尿病。

怎样算是妊娠期糖尿病？

如果空腹血糖超过 5.1 mmol/L，或服糖 1 小时后血糖超过 10.0 mmol/L，或服糖两小时后血糖超过 8.5mmol/L，即可诊断为妊娠期糖尿病，需要临床干预或治疗了。

妊娠期糖尿病怎么办？

即使孕妈妈被确定患了妊娠期糖尿病，也不一定就要用胰岛素，先在医生的指导下调整饮食、适量运动，也可以及时地控制血糖。

一星期后再测血糖，如果还是没有控制住，再注射胰岛素来控制。一定不能自行使用口服的降血糖药物哦，以免增加宝宝畸形的风险。

糖妈咪怎么吃？

● 正确吃糖

糖类可以为我们提供热量、维持正常的代谢，避免酮体产生。所以不要因为淀粉会带来糖类就拒绝米饭哦，主食可是宝宝营养的重要来源。我们要避免的是加有蔗糖、砂糖、果糖、葡萄糖、冰糖、蜂蜜、麦芽糖的饮料和甜食，它们会使你的血糖迅速增加。

● 把食物分配一下

维持血糖值的平稳，需要定时、定量地进餐。一次吃太多会使血糖快速上升，空腹太久容易产生酮体，所以少量多次地进食是最好的，你可以把每天的食物分成 5~6 份，做到少食多餐。

● 保持全局感

除了主食，很多食物也会带来糖类，所以，对于每天摄入糖类的总量，你也需要心中有数。比如这一餐里有土豆或红薯，你就需要相应地减少一点主食，这样糖类的总摄入量才能保持稳定。

● 怎样兼顾营养?

虽然要控制血糖,但各方面的营养也要摄取足够,只不过要注意食物中的热量、营养成分的比例。

❶ 碳水化合物: 应占总热量的 55% 左右,每天需要摄入 250~350 克主食,太少也会不利于宝宝的生长。

❷ 蛋白质: 每天需要摄入 100 克左右,其中优质蛋白质占 1/3 以上。

❸ 脂肪: 适量地摄入脂肪,不要超过总热量的 30%,尤其不要吃太多坚果类食品。

❹ 膳食纤维: 膳食纤维能够延缓血糖的上升,也可以令你有饱足感。多吃些糙米或五谷类,还有新鲜蔬果,但也不要无节制地吃水果哦!

◎ 孕期腿抽筋是缺钙吗?

● 缺钙会引起孕期腿抽筋

缺钙是造成孕期腿抽筋的常见原因,因为钙与肌肉的收缩、神经细胞的调节都有关系。整个孕期约需要储存 50 克钙,其中 25~30 克要供给宝宝,当摄入的钙不足,身体就会动用体内储存的钙,导致缺钙,出现腿抽筋、腰腿酸痛、关节痛、牙齿松动、血压升高、骨质疏松等。

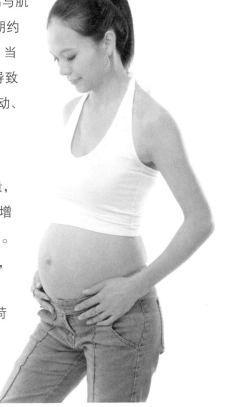

● 孕期腿抽筋也有其他原因

❶ 血液循环不良: 孕期双腿承担了更多重量,尤其是孕末期,过多的重量使下半身的血管压力增加,骨盆充血,体内的血液循环慢慢就不那么好了。如果孕期不活动、增重太多或怀了不止一个宝宝,都容易加重腿抽筋。

❷ 营养失衡: 孕期身体各系统也容易超负荷运作,使体内营养物质(如钾、钙、维生素 C)水平降低,或磷的水平过高,也会导致抽筋。

● 查明腿抽筋的原因

抽血查血清钙、查指尖或头发的微量钙，都不能很好地判断腿抽筋是不是因为缺钙。因为血中钙的含量是相对恒定的，且不到 1%，身体里 99% 以上的钙都在骨骼里，当血钙降低，骨里的钙就会溶解到血中。所以，要查骨骼里的钙才能知道是否缺钙。

常用来检查缺钙的方法是骨超声测定骨密度法，血清总碱性磷酸酶也可以反映骨的代谢情况，判断是否缺钙。

孕期怎样预防牙病？

坚持早晚正确地刷牙，每次 3~5 分钟。牙刷要选用小刷头、软毛的，每 3 个月更换一次，牙膏选用含氟化物或能抑菌的，帮你预防龋齿。

定期用牙线清洁牙齿的邻接面，常做叩齿运动、按摩牙龈，定期（最好是每隔 3 个月）做口腔检查，出现口腔问题要及时看医生，如果需要治疗，最好在孕 4~6 个月内进行。

孕期牙病能治疗吗？

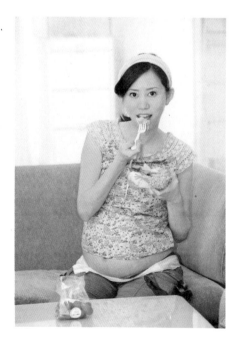

● 孕早期不治疗

孕早期是宝宝重要器官的形成时期，是不能做牙科治疗的，更不能拔牙、照牙齿 X 光，如果保胎或有习惯性流产，就更不能受到刺激了。

● 孕中期简单治疗

孕中期宝宝发育基本完善，如果你的身体状态较好，可以简单地做补牙、根管治疗和洗牙等项目，但尽量不要拔牙。如果必须接受牙科治疗，也请放松心情，因为牙医师会衡量治疗上的必需性，尽量减少 X 光照射量及不必要的药物。

⬠ 孕末期简单处理

孕末期需要预防早产，也要尽量避免牙科治疗。但如果发生了急症，如急性牙髓炎或急性根尖周炎，疼痛难忍，可以做一些简单的处理，比如在局部麻醉下引流。为了防止治疗时仰卧的姿势压迫静脉血管，导致起身后眩晕，坐起来之前你要先休息一下。

孕期怎么安全用药?

⬠ 孕早期慎用药

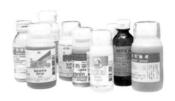

怀孕初期是宝宝器官发育的关键阶段，如中枢神经、心脏、眼睛、耳朵、四肢、牙齿等，所以孕早期要尽量少用药。怀孕时间越短，药物对宝宝的影响就越大。

⬠ 不要自行用药

过了孕早期，宝宝的中枢神经和脑部还在持续发育，还是需要慎重选择药物。不同的药物对宝宝造成的影响也大不相同，所以，一定不要自行选择药物。

怀孕期间行动不便，孕妈咪也许不愿意麻烦，觉得能不去医院就不去医院，但自行用药是很危险的，有些药物的成分相加后也会增强药效，带来难以预料的风险。所以不要怕麻烦，把自己的情况告诉医生，请医生为你开合适的药。

⬠ 及时就医

担心用药影响到宝宝，很多孕妈咪就变得能忍则忍了。其实，有些检查和治疗对宝宝并没有太大影响，如果因为顾虑而不处理，延误病情反而会影响治疗，最后可能就要承受更大的痛苦。

怀二胎时肚皮也会痒吗?

二胎怀孕期间，可能仍会出现肚皮痒的情况，这是腹部皮肤扩张引起的，可以抹一些保湿乳液或按摩霜来缓解。但孕中期以后，如果这种痒影响了睡眠，或发现从肚子到大腿慢慢形成了丘疹或大斑块，可以请医生帮你开点药。

腹部皮肤痒一般 1 周左右就能好转，但可能要等宝宝出生后才彻底消失。这不会对孕妈咪和宝宝带来危害，但还是需要看医生，好排除其他原因引起的瘙痒。

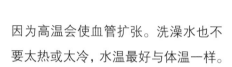

静脉曲张怎么办？

如果下肢或外阴部静脉曲张已经出现了，使你感到下肢沉重、肿胀或酸痛，脚踝和足背变得肿胀，你可以使用防止静脉曲张加重的弹力绷带。

此外，也不要长时间晒太阳或靠近热源，如暖气片、火炉、壁炉等，因为高温会使血管扩张。洗澡水也不要太热或太冷，水温最好与体温一样。饮食上，你需要低脂、低糖、少盐。

产后静脉曲张一般会自己消退，但如果严重到难以消退，产后也可以选择外科手术治疗。

痔疮发作了怎么办？

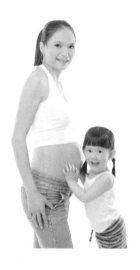

孕期盆腔血供增加，增大的子宫也压迫静脉，阻碍血液回流，再加上怀孕期间盆腔组织松弛，都会使痔疮发生和加重。分娩后这些因素就会慢慢消除了，痔疮的症状也会减轻或消失。

孕期痔疮发作时，千万不能自行使用痔疮膏，常见的痔疮膏含有麝香、牛黄、珍珠等会影响到孕妈咪和宝宝的成分。

如果排便时痔疮脱出，应将局部洗净，躺在床上，垫高臀部，在柔软的卫生纸或纱布上放些食用油，手拿油纸，将痔疮轻轻推入肛门深处，然后置入一颗肛门栓，做提肛运动 5~10 分钟，不要马上起床活动。

如果走路、咳嗽时痔疮脱出，那么按上面的方法处理后，在肛门口还要用多层纱布增加固定。

另外，可以用 1：5000 高锰酸钾水坐浴，每晚 1 次，保持外阴的清洁。

当痔疮出血或肛门感染引起脓肿，要及时去医院，在医生的指导下用药或进行物理治疗。

疲劳太久要检查

疲劳会持续多久？

孕期疲劳的时间因人而异，一般到了孕中期就会有所恢复。

但到了孕末期，也就是孕28周后，孕妈咪身体的负担加重，容易有背痛、胃灼热、腿抽筋、尿频等不适，也更不容易保证良好的睡眠，会使你又变得容易疲倦。

疲劳太久要检查

如果进入孕中期几周后，你还是觉得疲劳，就需要去检查一下了。虽然有些孕妈咪的疲劳感会持续到宝宝出生，但你还是应该确认一下是不是其他问题导致的，如贫血、甲状腺功能减退等。如果你感到抑郁或焦虑，也可以咨询一下心理医生。

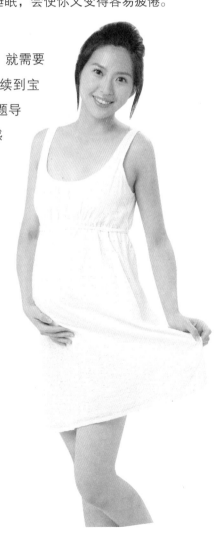

骨盆痛怎么办？

到了孕末期，身体知道宝宝快要出生了，为了使宝宝顺利出生，连接骨盆的关节——耻骨联合就自动开始变松动，产生骨盆疼痛的感觉。疼痛最常出现的部位是耻骨和腹股沟区域，也可能出现在背部、骨盆后部或髋部。

怎样缓解这种疼痛呢？

① 不做重体力劳动。

② 坐着穿衣服，不要站着抬腿穿。

③ 坐着休息时，尽量把后背挺直。

④ 游泳时不要采用蛙泳的泳姿。

⑤ 常做做盆底肌锻炼。

⊙ 呼吸困难怎么办？

孕末期宝宝已经长得很大，到了胸部横隔膜下，并挤压到了肺部，使你很容易感到呼吸困难，喘不过气。如果宝宝的位置较高，或你怀着不止一个宝宝，呼吸困难的感觉就会更明显了。

呼吸困难怎么缓解呢？

❶ 坐着休息时，尽量挺直上身，双肩外展，让肺部尽可能地扩展。

❷ 睡觉时稍微枕高一些。

❸ 练习孕晚期瑜伽。

❹ 不做超出自己能力的事情，放慢生活节奏，保持心情愉快。

但如果你除了呼吸困难，还出现心悸、胸口痛、手脚湿冷等情况，就要及时去医院看看。

⊙ 宝宝臀位怎么办？

臀位时，宝宝的先露部是臀和脚，形状不规则，使羊膜囊受力不均，容易发生胎膜早破，同时脐带也容易滑出，给宝宝造成生命危险。

孕中期臀位不用太担心，宝宝很有可能会自己转回来。如果过了孕 28 周宝宝还是臀位，孕 30~32 周时可以用胸膝卧位来矫正。

在饭前或饭后两小时，或起床、睡前，跪在床上，双膝分开与肩同宽，大腿和小腿成直角，胸部和肩部贴在床上，头向一侧偏，双手放在头的两边，保持 15~20 分钟，每天做两次。

这种姿势是通过臀高头低的高度差，使重心改变，帮助宝宝的头转动到孕妈咪的横膈处。所以，高低差越大，矫正效果越好。矫正时穿着要宽松，并排空膀胱。

如果臀位的宝宝还比较大，超过 7 斤了，最好就在孕 38 周后剖宫产，避免胎膜早破、脐带脱垂带来的危险。

✦ 第二胎更易变横位

如果有过孕产经历或腹壁松弛，宝宝的活动空间较大，或在软产道中有子宫肌瘤、卵巢囊肿，使胎头下降受阻，都会增加横位的可能性，也就是宝宝横躺在骨盆入口上，头无法入盆。横位时，宫高并不高，但子宫形状偏横，在腹部的一侧可以摸到宝宝的头部。

如果临产时宝宝还是横着，就容易出现胎膜早破，引起脐带脱垂。也容易出现宝宝的一只胳膊入盆并脱出阴道的情况，被称为忽略性横位，这可以导致宝宝在宫内窒息，如果抢救不及时，宝宝就会死亡。

✦ 宝宝横位怎么办？

发现了横位，孕 30~32 周时可以采用侧卧位来矫正，并且向侧卧方向轻轻抚摩腹壁，每天两次，每次 15~20 分钟。也可以及时进行外倒转术，使宝宝的头转向骨盆入口，用腹带固定。

如果到了孕末期也没能纠正，或临产后才发现横位，就选剖宫产来避免横位带来的危险吧！

✦ 头位也会难产吗？

头位是正常的胎位，怎么也会难产呢？这是因为当产程中逐渐形成了以下情况时，也有可能导致分娩不能顺利进行，被称为头位难产。

❶ 宝宝面朝骨盆出口：颜面位、额后位、额前位。

❷ 宝宝面朝向妈咪，后脑勺在直肠方向：持续性枕后位。

❸ 宝宝以横径入盆，卡在了骨盆中：持续性枕横位、胎头前不均倾位。

❹ 宝宝的头处在枕后位，但不屈不伸：高直后位。

头位难产时，一般会因宫缩乏力或宫缩不协

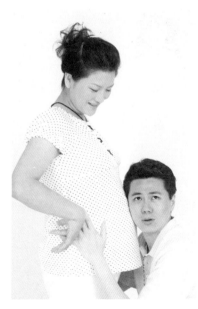

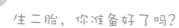

调，使宫口不能顺利开大，或出现胎膜早破、宫颈水肿、肠胀气、尿潴留、胎头不能顺利下降等，使产程变得痛苦而漫长，宝宝也容易出现宫内窘迫。

所以即使是头位，也不能掉以轻心，要随时留意异常状况，才能及时处理哦！

怎么预防头位难产？

● 控制体重增长

预防头位难产，最重要的就是控制孕期体重的增长，包括自己的和宝宝的，以免足月时宝宝太大。

● 保证肌肉收缩能力

孕期选择一项或几项安全而不剧烈的运动，每天都坚持适当地锻炼，增加肌肉的弹性和韧性，保证肌肉的收缩能力。

● 精神状态很重要

让自己远离紧张和焦虑，放松心态，该吃就吃，该睡就睡。因为精神紧张、饮食和作息不好会使宫缩不协调，分娩时就不能提供很好的推动力，就容易难产了。

胎膜早破很危险

还没有出现规律性收缩、阴道见红，也就是还未临产，胎膜就自然破裂了，羊水流出，就是胎膜早破。如果发生在孕37周前，也就是早产了。

羊水过早流出使宝宝失去了保护。羊水流出后子宫也会变小，并且不断收缩，影响产程进展和胎盘血液循环，导致滞产和宝宝宫内缺氧。如果是早产，宝宝由于发育不成熟，更容易被羊水中的细菌感染，发生吸入性肺炎，面临生命危险。

怎么辨别尿液和羊水？

除了少量的无机盐、激素、胎儿脱落细胞等，羊水的成分基本是水，且无色无味，而孕末期膀胱所受的压力越来越大，尿频现象很常见，如果把流出的羊水当成了尿液，就容易给细菌沿着阴道上行到子宫的机会，使宝宝受到感染，同时也容易发生脐带脱垂等危险。

羊水流出时，一般会先感到一股水从阴道流出，随后宝宝下降，挡在宫颈口，流液量减少，但不停止。

在气味上，羊水的味道比较清淡，甚至有些身体的香气，这也是不同于尿液的。

你也可以使用羊水检测试纸，把试纸放入阴道内，如果试纸沾湿后显示深绿色，就说明是羊水。

胎膜破了怎么办？

如果胎膜破了你还站立着，还未流出的羊水就会通通流掉了，宝宝失去了羊水的保护，很容易发生宫内窘迫、窒息等危险。

所以，如果察觉到羊水可能破了，要保持镇定，先立即平躺下来，把枕头或衣服在臀下，保持头低臀高，这样可以防止脐带脱垂。用干净的卫生巾或消毒的毛巾垫在外阴口，以免宝宝受到细菌感染。同时观察流液的情况，如果持续流出，就立即让家人送往医院待产，路上也要尽量保持头低臀高的姿势。

怎么预防胎膜早破？

预防生殖道感染

生殖道感染会引起胎膜早破，因此注意孕期卫生，预防生殖道感染很重要。

做好产检

按照我们前面说到的产检时间，做好每一次产检，遇到特殊情况随时做好检查。及时发现和处理一切会带来隐患的问题。

不剧烈活动

进入孕中期后，就不要走远路或跑步了，生活和工作节奏也都要慢下来，保持心情愉快。性生活也应该视情况减少，孕末期则要完全避免，以免对子宫造成刺激，使胎膜早破。另外，也要避免负重和会碰撞到腹部的活动哦！

过了预产期，不一定不正常

实际上，自然分娩的孕妈咪中只有 5% 左右能刚好赶在预产期分娩，85% 左右都是在预产期前后两周分娩，这都是正常的。

如果你的月经周期在 35 天以上，宝宝足月的日期也会稍晚，实际分娩的日期可能就要晚于预产期。

但如果你的月经周期规律，过了孕 42 周还没有临产，就属于过期妊娠了。

过期妊娠对宝宝的危害

孕期超过 42 周，胎盘容易出现老化现象，血流量减少，供给宝宝的血氧和营养物质也减少，容易使宝宝营养不良和缺氧。

过期妊娠也可能引起宝宝颅骨钙化、变硬，分娩时宝宝容易有颅内出血等危险。

宝宝出生后，发生新生儿窒息的几率会是足月宝宝的 2~4 倍。

过了预产期不生怎么办？

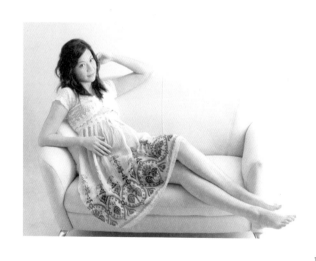

如果你的月经规律，周期在 28 天，那么如果预产期过了 10 天还没有临产的迹象，就要检查胎盘功能有没有减退。

对胎盘功能的检查包括胎动计数、电子胎心监护、B 超羊水量测定、24 小时尿雌三醇（ E_3 ）测定、尿雌激素 / 肌酐（ E/C ）比值测定、胎盘催乳素（ HPL ）测定等，也需要评估宫颈的成熟度，来了解还能不能自然分娩。

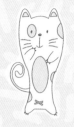

用营养给孕期添活力

🐢 孕 1~3 月主打营养素

⬠ 叶酸

在第二篇中我们说道，孕前要补充叶酸，怀孕后也应该继续补充，它可以帮你预防贫血、早产。

孕早期也是宝宝神经管发育的关键时期，如果神经管发育不良，可能导致脊柱裂或无脑儿等

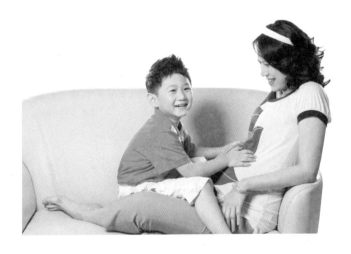

先天畸形。叶酸可以预防这些情况，所以，孕早期 3 个月内每天都吃点补叶酸的食物吧！

富含叶酸的食物有绿色蔬菜类（菠菜、龙须菜、芦笋等）、萝卜、豆类、酵母、香蕉、草莓、橘子、动物肝脏、瘦肉、鱼、蛋等。

⬠ 维生素 C

除了我们熟知的功效，维生素 C 在组织修复、伤口和骨骼愈合中也起着关键作用，它能把新细胞聚合在一起，你和宝宝每天都需要它。

维生素 C 能帮助宝宝发育、强壮牙齿和骨骼，也可以帮你提高抵抗力，预防牙病，也能帮你更好地吸收铁。孕早期你也许会有牙龈出血，适量补充维生素 C 也能帮你缓

解哦！

富含维生素 C 的食物有青椒、白菜、黄瓜、柠檬、草莓、苹果、柑橘类、西红柿、土豆、菜花、西蓝花、卷心菜、菠菜、木瓜、冬枣、葡萄柚、西柚、芒果等。注意蔬菜不要烹煮太久，以免维生素 C 流失过多。

⬠ 维生素 B_6

维生素 B_6 在整个孕期都很重要。它不仅有助于蛋白质、脂肪、碳水化合物的代谢，还能帮助转换氨基酸，形成新的红细胞、抗体和神经传递质，尤其在孕早期，对宝宝的大脑和神经系统发育至关重要，也可以帮你减轻孕吐。

富含维生素 B_6 的食物有瘦肉、禽类、鱼、鳄梨、全谷物、玉米、坚果、香蕉、烤土豆、煮黄豆、橙汁、鸡胸肉。

⬠ 镁

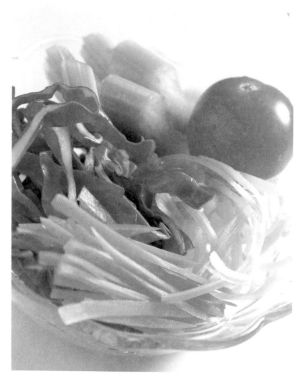

镁对宝宝肌肉、骨骼的发育和健康非常重要，对子宫肌肉的恢复也非常有益。尤其在孕早期，这时期摄取的镁的量关系到宝宝出生时的身高、体重和头围大小。

富含镁的食物有色拉油、绿叶蔬菜、坚果、大豆、南瓜、甜瓜、葵花子、全麦食品。

⬠ 维生素 A

宝宝发育的整个过程都需要它，宝宝的皮肤、胃肠道和肺更需要它。宝宝在孕早期还不能自己储存维生素 A，所以就需要孕妈咪来供应。

富含维生素 A 的食物有南瓜、甘薯、菠菜、芒果等。

⊛ 孕 4~6 月主打营养素

⬠ 锌

缺锌会使孕妈咪嗅觉、味觉异常,食欲减退,消化和吸收功能不良,免疫力降低,导致宝宝宫内生长受限,宝宝的脑、心脏等重要器官也容易发育不良。

富含锌的食物有生蚝、牡蛎、肝脏、口蘑、芝麻、赤贝。但补锌也要适量,每天的膳食中锌含量不要超过 45 毫克。

⬠ 钙

整个孕期都需要保证充足的钙,尤其是孕 5 月后,宝宝骨骼和牙齿的生长进入了迅速钙化时期,对钙质的需求剧增。

没有足够的钙,宝宝患先天性喉软骨软化病、佝偻病的风险也会增加,出生后,智力的发育也可能会受影响。对孕妈咪来说,缺钙也可能带来小腿抽筋、骨质疏松、牙齿松动等困扰。

虾皮是含钙量最高的食物,奶和奶制品的含钙量也很高且容易吸收,豆类也含有丰富的钙质,芝麻、海带、鱼、荠菜、油菜等都是很好的钙的来源。也要注意,菠菜、竹笋、咖啡、高盐饮食会影响钙吸收哦!

⬠ 维生素 D

维生素 D 是钙的好伴侣,促进钙的有效吸收,还能降低某些癌症、糖尿病等疾病的风险,也有助于抗感染。

如果孕期或母乳喂养期间缺乏维生素 D,就不利于宝宝的成长、牙釉质的形成和钙的代谢。宝宝还会面临出生时患佝偻病或儿童期发展为佝偻病的风险。

你需要适当晒晒太阳,常吃含维生素 D 的食物,如大马哈鱼、鲭鱼、沙丁鱼等油性鱼。红肉和蛋黄中也含有少量维生素 D。

⬠ 铁

孕中期之后,你和宝宝的营养需求量都在猛增,为了避免贫血,你需要补充组成红细胞的重要元素——铁。

红肉(牛、猪、羊)、文蛤、动物肝脏、菠菜、黑芝麻等,都含有丰富的铁质。如果是严重缺铁的孕妈咪,就要请医生开补铁剂哦!

🐟 孕 7~10 月主打营养素

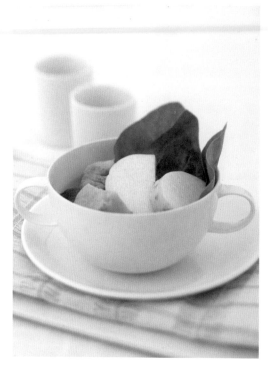

⬟ DHA

进入孕末期，宝宝的神经系统逐渐完善，脑细胞的发育明显加快，DHA 能够提供宝宝脑细胞和视神经发育需要的必需脂肪酸，帮助宝宝吃出好视力，健脑益智哦！

孕末期如果严重缺乏 DHA，宝宝容易发生视神经炎，视力模糊甚至失明，因此孕妈咪每星期至少要吃一次鱼。

能够补充 DHA 的鱼类有秋刀鱼、沙丁鱼、鲔鱼、鲣鱼、鲑鱼等。最好买鲜鱼自己烹饪，而不是鱼罐头类食品哦！

⬟ 膳食纤维

孕末期很容易发生便秘，也容易引起内外痔的发作。为了减少这些痛苦，孕妈咪要注意摄取足量的膳食纤维，来促进肠道蠕动。

芹菜、胡萝卜、薯类、豆芽、菜花等各种新鲜蔬果中都含有丰富的膳食纤维。除此之外，也应该适当进行户外运动，养成每天定时排便的习惯。

⬟ 维生素 B_1

接近临产，孕妈咪需要各类营养的支持，尤以维生素 B_1 最重要。如果维生素 B_1 摄入不足，会容易发生呕吐、倦怠、体乏，还会影响分娩时子宫收缩，使产程延长，分娩困难。

海鱼中维生素 B_1 的含量比较高。

⬟ 维生素 K

孕妈咪如果缺乏维生素 K，宝宝出生时或满月前后会容易发生颅内出血，因此孕末期需要注意补充。

你可以多吃动物肝脏、绿叶蔬菜等富含维生素 K 的食物。

营养素补充别过量哦

凡事都要适度才好，孕期如果盲目大量地补充营养素，也会有害哦！

◆ 叶酸不是越多越好

叶酸虽然重要，但并不是越多越好，孕妈咪每天补充叶酸 400 毫克就可以了。

在选用叶酸补充剂时，要注意看说明书，看清叶酸的含量。如果补叶酸时也在补充其他维生素，就要注意每种药物分别含有多少叶酸，把握好总量，以免重复补充叶酸。

◆ 过度补钙胎盘会老化

怀孕前期每天摄入钙 800 毫克，后期和哺乳期增至 1100 毫克，不宜再多。如果孕妈咪补钙过度，就会带来肾结石、便秘等后果了，也会影响铁、锌等的吸收。

此外，过多的钙质也容易在胎盘血管壁中沉积，使胎盘老化、钙化，羊水量减少，宝宝头颅过硬，无法充分获取氧气和营养。宝宝头颅过硬也会使分娩变困难，产程延长。

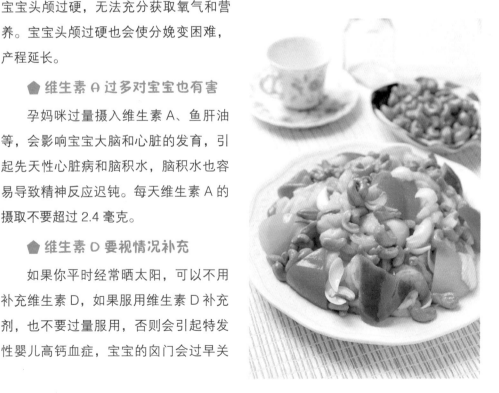

◆ 维生素 A 过多对宝宝也有害

孕妈咪过量摄入维生素 A、鱼肝油等，会影响宝宝大脑和心脏的发育，引起先天性心脏病和脑积水，脑积水也容易导致精神反应迟钝。每天维生素 A 的摄取不要超过 2.4 毫克。

◆ 维生素 D 要视情况补充

如果你平时经常晒太阳，可以不用补充维生素 D，如果服用维生素 D 补充剂，也不要过量服用，否则会引起特发性婴儿高钙血症，宝宝的囟门会过早关闭，腭骨变宽而突出，鼻梁前倾，主动脉窄缩，严重的还会出现智商减退。

● 防止宝宝产生 B 族维生素依赖

孕期如果过量补充 B 族维生素，宝宝出生后，在母体外就得不到那么多 B 族维生素时，容易出现兴奋、哭闹不安、容易受惊、眼球震颤、反复惊厥等异常表现，还可能会出现 1~6 个月体重不增的情况，如果诊治不及时，会留下智力低下的后遗症，这也叫 B 族维生素依赖性。

● 补充维生素 C 过多可致流产

维生素 C 最理想的摄入量是每天 200 毫克，如果过量补充维生素 C，容易发生溶血现象，还可能发生流产或死产。

● 维生素 K 过量致宝宝黄疸

如果怀孕期间大量服用维生素 K，可使宝宝出生后出现生理性黄疸。

吃鱼降低早产概率

研究发现，经常吃鱼的孕妈咪早产、生出低体重宝宝的概率远低于不吃或很少吃鱼的孕妈咪，从来不吃鱼的孕妈咪如果每周吃一次鱼，早产的概率也能从 71% 降至 19%。

研究人员推断，吃鱼之所以对孕妈咪有益，是因为它富含 ω-3 脂肪酸，能够延长孕期、防止早产，也能有效增加宝宝出生时的体重。

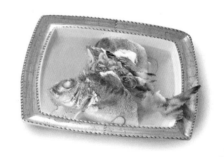

接近预产期怎么吃？

接近预产期了，胃部不适会有所减轻，食欲也有所增加，但想到就要分娩了，还是不免有些紧张和担心。这时，你需要调节情绪，让自己吃些爱吃的，减轻心理压力。

分娩需要消耗很多能量，所以这时你需要适量地补充一些蛋白质、糖类。但也要注意热量的控制，以免宝宝过大，影响顺利分娩。

到了孕十月，宝宝的生长发育已经基本成熟了，如果你还在服用钙剂和鱼肝油的话，就可以停下来了，以免加重身体的代谢负担。

产前吃这些，为分娩加油

眼看到了预产期，你的二宝就要出生了，这时选择性地吃些以下食物，可以为分娩加油，也能或多或少地帮你减少分娩痛。

海带

海带中含碘和铁较多，多吃能增加乳汁中碘和铁的含量，有利于宝宝身体的生长发育，预防呆小症。

鸡蛋

鸡蛋营养丰富，蛋白质含量高，还含有卵磷脂、卵黄素、多种维生素和矿物质，容易消化。

红糖

红糖含的葡萄糖比白糖多得多，饮服后会使全身温暖。铁的含量也高，有补血的功效。红糖中也有多种微量元素和矿物质，能够利尿、预防产后尿失禁、促进恶露排出。中医学认为，红糖还有生乳、止痛的效果。

汤类

鸡汤、鱼汤、排骨汤含有易吸收的蛋白质、维生素、矿物质，且味道鲜美，可刺激胃液分泌，提高食欲，也能促进泌乳。

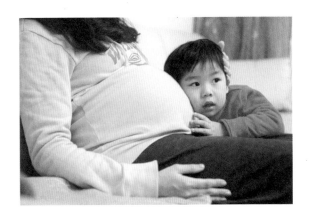

围产期出汗多，再加上要分泌乳汁，需水量就更大了，因此你要多喝汤汁。

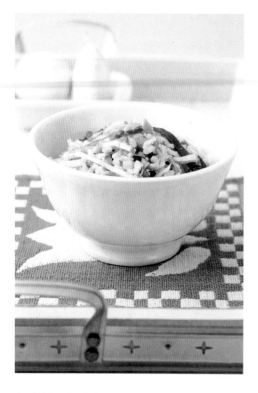

● 小米

小米富含维生素 B_1、维生素 B_2，能帮你恢复体力，促进肠蠕动。

● 莲藕

莲藕中含有大量淀粉、维生素和矿物质，营养丰富。莲藕能清除体内积存的瘀血，疏通乳腺，促使乳汁分泌。

● 黄花菜

黄花菜含蛋白质、磷、铁、维生素 A、维生素 C 等，营养丰富，还能帮你消除产后腹痛、排尿不畅、睡眠不好、脸色苍白等不适。

● 黄豆芽

黄豆芽含大量蛋白质、维生素 C、纤维素等，能修复分娩时损伤的组织，预防产后出血和便秘。

● 巧克力

巧克力被誉为助产大力士，是营养学家推崇的分娩佳食。巧克力体积小，热量多，含有大量优质碳水化合物，在临产前吃一两块，就能在产程中提供能量了。

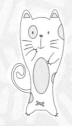

不长无用的体重

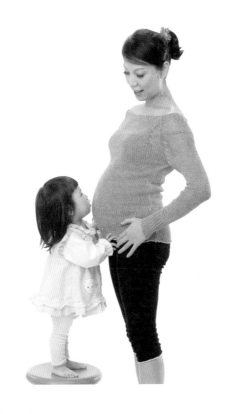 宝宝在长还是你在长?

怀孕期间体重逐渐增加,但你的肉都长到需要的地方了吗?实际上,不少孕妈咪自己长胖了很多,宝宝却没有多么重,那么增加的体重都去了哪儿呢?

整个孕期,体重需要增加在以下这些地方,如果你孕前的体重在正常范围内,那么这样的增重比例是最理想的:

宝宝 3000~3500g

子宫 1000g

羊水 800~1000g

胎盘 650g

乳房 400~500g

血液 1250~1500g

体液 1500g

脂肪 3000g

共 9000~12000g

可见,孕期需要储存脂肪,也就是长在孕妈咪身上的赘肉。赘肉虽不可避免,但整个孕期长 3 公斤就是最理想的了。这样的话,其他需要增重的部位一般就能够达标了,并且生完宝宝后,你也可以很容易地恢复到产

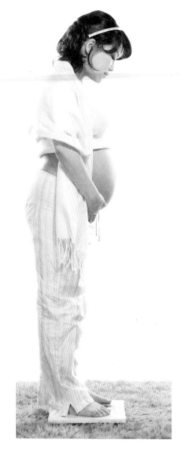

前的体态。

🐟 孕期需要长胖多少？

如果你孕前的体重在正常范围，也就是体重指数 BMI 值在 19~24，孕期体重增长 9~12 公斤是最好的。

如果你孕前属于低体重，也就是 BMI 值小于 19，整个孕期就需要长 12.4~18 公斤才合适。孕前越瘦，孕期就需要增加更多重量，才能满足宝宝生长的需要哦！

人体标准体重的计算公式如下：身高（厘米）— 105 ＝ 标准体重（千克）。孕前体重低于标准体重 15% 的低体重女性如果孕期增重少于 9 千克，她分娩低体重儿的几率将升高 50%。孕前体重超过标准体重 20% 的过重女性孕期可增重 8.1～9.1 千克，这类女性孕期不需减重，可在分娩后进行积极减重，但也要注意循序渐进。

为了让身体更配合怀孕的需要，孕前超重或低体重的孕妈咪，就需要在膳食结构上做些调整了，你可以请专业人员帮你制订营养方案。

🐟 孕期增重也要有节奏

如果某段时间内奋力吃胖，让体重暴增，或因为忧虑、胃口不好等使体重停止增长，都不利于你和宝宝的健康哦！

孕期体重增长也要有适宜的速度，身体才能更好地适应孕期变化。一般来说，孕早期长两公斤，孕中期和孕末期各长 5 公斤是最合适的。稍微有些偏差没关系，只要体重稳定增长就好。

你也可以每周称体重，来把握增重的速度。孕 28 周后，大约每周长 1 斤。如果连续数周不增，表明宝宝宫内生长受限，需要积极寻找原因。如果增长过快，可能是孕妈咪存在糖尿病、高血压或羊水急性增多等情况。

饮食有节，孕期更健康

孕期营养的重要性不言而喻，但这不意味着就要毫无节制地吃。身体的代谢机制并不会因为怀孕就升级，除了要给宝宝供应养分，身体还是得按部就班地处理你多吃的那部分饮食。

所以，过量的饮食对怀孕不见得有帮助，却会给身体带来额外的负担。比如摄入了过多碳水化合物、脂肪，胰岛就要超负荷运作，妊娠期糖尿病就容易发生了。

摄入了过多超出身体负荷的养分，结果就表现为脂肪囤积在身体各处，成为肥胖，并可能扰乱内分泌，带来高血糖、高血压等困扰。有的孕妈咪刚进入孕中期就已经增重过多，为了自己的健康，就更需要及时调整日常饮食了哦！

吃太多对宝宝并不好

孕期营养过剩，不仅会给身体带来诸多隐患，宝宝也容易超重成为巨大儿，分娩时更容易受到产伤，如骨折、神经、肌肉损伤。

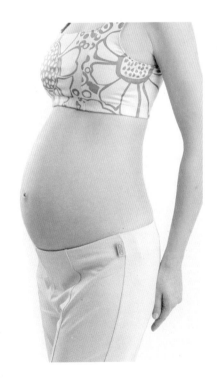

宝宝出生后，也容易发生低血钙、红细胞增多症等，这些也是宝宝成年后出现肥胖、糖代谢异常、高血压等的潜在原因。

肥胖让分娩变困难

肥胖不仅容易伴随内分泌失调，带来妊娠期糖尿病、妊娠期高血压疾病等，对分娩也是不利的哦！

过多的脂肪量会大大削弱腹壁肌的收缩能力，使产力不足，分娩常需要借助手术。

盆腔堆积较多脂肪，也会使产道变得

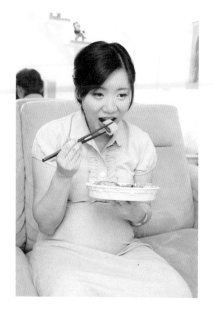

相对狭窄，如果宝宝的个头又较大，就难以通过产道，导致难产，常需要借助胎头吸引术、产钳术、剖宫产术等。

孕早期不需吃太多

孕早期胚胎重量增长不明显，除了适量地补充叶酸等营养素，并不需要过多的营养，由于孕期的生理特点，身体会优先把养分供应给宝宝，所以即使不吃饭，宝宝也能从身体吸收到营养。如果孕早期就开始努力地吃，过多的营养就会变成赘肉，而不是服务于宝宝哦！

孕早期每天这样吃

❶200~500 克蔬菜

其中，绿叶类蔬菜应占到 2/3。

❷200~300 克主食

也就是大米、面。其中，最好能保证有 20% 以上的五谷杂粮。

❸100~200 克水果

❹100~150 克动物类食物

也就是各种肉类、水产类食物。

❺50 克蛋类

也就是每天 1 个鸡蛋。

❻200~250 毫升牛奶

奶含量相当的奶制品也可以，如 28~35 克奶粉。

❼15~20 克植物油

孕中末期增重有方

从孕中期开始，宝宝的生长速度加快了，营养供应也要跟上，所以，孕中末期体重增长的幅度比孕早期更大，但要做到合理、平稳地增重，也需要孕妈咪用点心哦！

合理的饮食结构

怎样才能既保证全面的营养，又不摄入过多的热量？在同样的食物总量下，注意食物的多样性以及各类食物的比例，你就可以做到了。

如主食中，用五谷杂粮取代一部分精米精面。蔬菜中，让绿叶蔬菜和富含膳食纤维的蔬菜所占比例大一点。高脂食物隔一段时间摄入一次，每次摄入适当的量。

良好的饮食习惯

❶ 调节好自己的心态和情绪，不节食或暴饮暴食。

❷ 少量多次地进食，最好能够定时、定量，容易饿的身体也会慢慢变得容易满足。

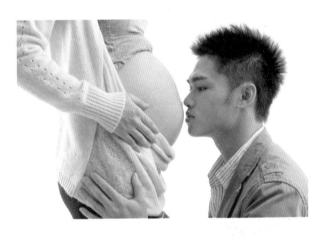

❸ 调整进餐的顺序，先喝汤，再吃菜，接着才是主食和蛋白类食物，会更容易有饱腹感。

❹ 不要过多地吃水果，甚至当主食吃，大多水果含糖量都是不低的。

孕中末期每天这样吃

❶500 克蔬菜

其中，绿叶类蔬菜应占到 3/5。

❷350~450 克主食

也就是大米、面。其中，最好能保证有 20% 以上的五谷杂粮。

❸200 克水果

❹150 克动物类食物

可以选择鱼类、禽类、瘦肉换着吃。

❺250~500 毫升牛奶或酸奶

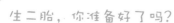

奶含量相当的奶制品也可以，如 35~70 克奶粉。

❻50 克蛋类

也就是每天 1 个鸡蛋。

❼20~25 克植物油

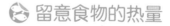 ## 留意食物的热量

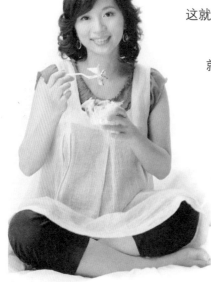

有的孕妈咪食量并不算大，体重却增加了很多，这就是在提醒你，是不是忽略了食物的热量呢？

用你的体重（公斤）分别乘以 30 和 38，就是孕期每天所需热量（千卡）的范围了。比如体重 63 公斤，每天需要的热量就是 1890~2394 千卡，只要在这个范围内，摄入的热量就足够身体使用了哦！

同样的食物也会因烹饪方式的改变而具有不同的热量。如一份 100 克的白米饭（116 千卡）和 25 克的蒸鸡（45 千卡），总热量是 161 千卡，如果把它们做成鸡焗饭，摄入的热量就是 213 千卡了。

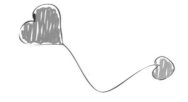

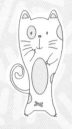

做个矫健孕妈咪

🌏 孕期运动好处多

怀孕了，孕妈咪对运动顾虑更多的是宝宝的安危，其实，宝宝并没有那么娇弱，孕妈咪带着宝宝做适当的运动，宝宝也会更健康哦！

正确的孕期运动益处良多，如促进胃肠蠕动，减少便秘；消耗多余的血糖，降低糖尿病的风险；增加肌肉收缩力，使分娩过程更顺利；促进血液循环，改善孕期静脉曲张、腿抽筋等各种不适；消耗掉多余的热量，也能更好地控制体重哦！

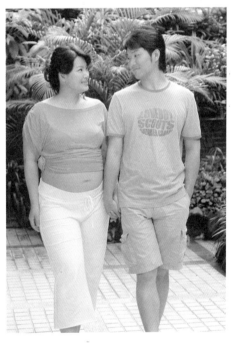

🌏 适当运动利于宝宝发育

运动促进血液更好地流通，给宝宝带去更多、更新鲜的血氧供应，宝宝的全身组织（尤其是大脑）都会发育得更好。

运动如果适当，腹部肌肉的伸缩、羊水的晃动会给宝宝带来按摩的效果，让宝宝感觉更舒适，也有利于宝宝的大脑发育哦！

运动时身体释放肾上腺素，通过胎盘进入宝宝体内，宝宝的情绪也会受到调整，变得更快乐哦！

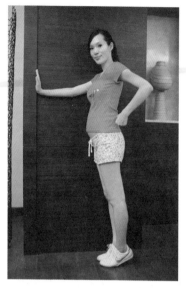

什么情况下不能运动？

如果孕妈咪曾经早产、有过前置胎盘，或孕早期出现过先兆流产，或这次怀孕是双胎、羊水过多或过少、有较重的孕期并发症（如心脏病、高血压、糖尿病），或有腹部韧带松弛、子宫颈可能提前开口的情况，安全起见就不要专门做运动了哦！

尤其是出现了前置胎盘，有不规则流血、提前出现了宫缩时，就必须静养，一定不要做运动了。

孕期运动要注意什么？

❶ 在室内运动时，尽可能保持空气流通，在户外运动时尽可能选择草木茂盛、空气清新的地方。避开炎热或雾霾的天气，也避开下午 4 点到 7 点，因为这个时段空气污染相对更严重。

❷ 穿宽松舒适的衣服、合脚的平底鞋，不让自己在活动时受伤。

❸ 运动前后或运动时，要记得及时补充水分，不要让体温过高。

❹ 用正确的姿势和方法，如果有不确定的地方，就及时向医生咨询，记住安全第一哦！

❺ 刚开始运动量要小，让身体慢慢适应，再逐步增加到合适的量。

❻ 如果运动后胎动出现异常，比如运动后数小时内没有胎动，就要立即就诊。运动中如果出现任何疼痛、呼吸困难、眩晕、出血、破水等情况，也要立即停下来。

孕早期怎样做运动？

● 运动要缓和

孕早期是胚胎发育的关键阶段，胎盘和子宫壁的连接也还不够牢固，如果运动或活动不当，子宫很容易受到震动，导致胎盘脱落而流产。

● 这些不能做

❶ 激烈的运动：跳跃、扭曲或快速旋转的动作。

❷ 危险的运动：一定不要骑车，爬楼梯时也要格外注意安全哦！

❸ 背部的锻炼：背部锻炼会压迫给宝宝供血的血管，影响宝宝的血液供应。

❹ 可能撞到腹部的运动：如跆拳道、足球、篮球、曲棍球等。

🌸 这些可以做

有氧运动：低冲击性而有节奏的有氧运动很适合孕早期，如游泳、慢跑、快步走、简单的韵律操、散步、打台球等，每天可以定时做一两项。

孕期游泳能提升心肺功能，水中的浮力还可以减轻关节的负荷，消除水肿、静脉曲张、瘀血等问题。游泳让全身肌肉都参加了活动，促进血液流通，能让宝宝更好地发育。孕期常游泳也能改善情绪，对宝宝的神经系统也好。但要选择卫生、人少的泳池，记得热身和戴泳镜，也要防止别人踢到宝宝。

🌸 注意运动强度

有些孕妈咪体力很好，但也要控制运动强度哦，运动不应该使你的心跳超过每分钟 140 次，一次运动的时间也不应超过 15 分钟。

🐢 孕中期可以多运动

孕 4~7 月，胎盘已经形成，不那么容易流产了。这时宝宝还不是很大，孕妈咪也不是很笨拙，运动也可以适当多一点哦！

🌸 散步

如果不会游泳，早晚散散步也挺好的，既能促进胃肠蠕动，预防便秘，也能增加耐力，很有助于分娩。在你走动的同时，宝宝也会在你肚子里活动哦！在阳光下散步可以借助紫外线杀菌，还能补充维生素D，促进钙吸收。

散步的速度不要超过 4 公里 / 小时，每次 30~40 分钟，每天 1 次，要循序渐进，慢慢加快速度或延长时间。也要选择好环

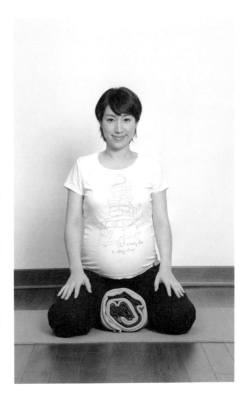

境和好天气，沙尘或雾霾天就不要出去了。

🔴 健身球

孕妈咪也可以做健身球运动，可以到专业的妇幼保健院做，也可以买回家自己做。健身球又大又软，很有弹性，承重能力有 300 多公斤。坐在上面就像浮在水面上，会很舒服，帮你大大减轻下肢的压力。用健身球各个方向都可以运动到，帮你锻炼到盆底的肌肉和韧带，利于顺利分娩和宝宝的发育哦！

🔴 孕妇瑜伽

不同于普通瑜伽，孕妇瑜伽比较舒缓，只是用来做一下伸展锻炼。孕妇瑜伽可以增强体力和肌肉张力，提升身体的平衡感，提高整个肌肉组织的柔韧度和灵活度，舒缓孕期疲劳，也能改善睡眠哦！

为了更安全地练习，在练习之前，先咨询一下医生，如果能找到专业指导孕期瑜伽的合格教练，是最好的。

🌀 盆底肌锻炼好处多

盆底肌肉支撑着直肠、阴道、尿道，通过提肛运动可以增强盆底肌肉的强度，增加会阴的弹性，使你更容易分娩，避免分娩时会阴部肌肉被撕伤，也可以预防孕中后期出现的尿失禁现象。产后多做这个练习，还可以帮助阴道恢复紧致和弹性。

将手指洗干净，伸入到阴道内，如果感觉到了手指周围肌肉的压力，那就是盆底肌群。以中断排尿的方式收缩肛门和盆底肌群 10~15 秒，放松 5 秒钟，重复做 10~20 次，一天做 3 次，站着、坐着、躺着时都可以做。

🌀 小动作让分娩更顺利

🔴 锻炼骨盆和腰肌

① 在床上平躺，两手伸直放于身体两侧。
② 右腿屈膝，右脚心平放在床上。

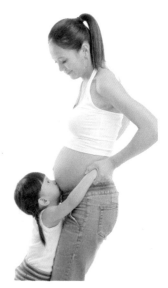

③ 右膝慢慢向右侧倾倒。

④ 右腿复位，左腿重复同样动作后复位。

⑤ 两腿屈膝，并拢。

⑥ 用并拢的双膝慢慢有节奏地画半圆，带动大小腿左右摆动，双肩要紧靠在床上。
这个动作能增强骨盆关节和腰部肌肉的弹性。每天早晚各做 3 分钟。

🌸 **锻炼腹背肌**

① 盘腿而坐，挺直背部，两手轻轻放在膝盖上。

② 每呼吸一次，用手腕向下按压一次膝盖。

③ 重复按压动作，一点点地加力，让膝盖尽量接近床面。

这个动作能增强背部力量，放松腰关节，伸展骨盆肌肉，帮助两腿在分娩时能够
很好地分开，顺利娩出宝宝。每天早晚各做 3 分钟。

🌸 **增加产道肌肉弹性**

① 趴在床上，两手与肩同宽，深深低下头。

② 腰背部向上拱起呈圆形。

③ 抬头挺腰，腰背伸直，重心前移。

这个动作可帮你不费力地活动骨盆，还能增加产道出口的肌肉弹性，增强腹部肌
肉和背部的灵活性。做时可以配合呼吸，每天早晚各做 5 次。

🌐 孕末期运动要适度哦

孕 7 月后，子宫膨胀得更厉害，宫内压也更高，水肿、静脉曲张、呼吸困难等不适也出现了，身体的负担更重。这段时间的运动和活动都要适度才好，频繁的活动也容易诱发宫缩，导致早产。

你可以散散步，适当地做一做助于分娩的小动作，不要久坐久站或长时间走路。这时期的一切活动都要注意安全，本着对分娩有利的原则，千万不要累着哦！

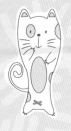

兼顾身体护理，孕期也精致

🐾 这样对付妊娠纹

⬟ 锻炼身体，增加皮肤弹性

从怀孕初期，甚至孕前，就开始养成锻炼的习惯，增加皮肤的弹性和延展性，使肌肤有能力充分适应孕期的体形变化，皮下纤维也不容易因为拉伸而断裂，妊娠纹的情况就会被大大减轻了。

⬟ 控制增重速度，减少纤维断裂

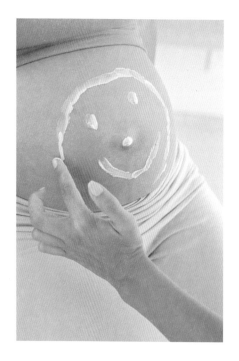

怀孕期间，让体重增长保持一定的速度和节奏，才能使身体更好地适应孕期变化。如果体重增长过快，皮肤容易被过度拉紧，使皮下纤维断裂。孕期每个月体重增加不要超过两千克，整个怀孕过程体重增长应控制在 9~12 千克。

❶ 调整饮食习惯：尽量吃新鲜水果，少喝果汁。喝脱脂奶，少喝全脂奶。喝清汤，少喝浓汤。多吃低糖水果，少吃饼干和沙拉。要保证均衡、营养的膳食，避免过多摄入碳水化合物和过剩的热量，导致体重增长过多。

❷ 适度运动：适度的运动或轻便的家务不仅有助于控制体重，还有助于皮肤弹性的

恢复，对于增加腰腹部、臀部、乳房、大腿内侧等部位的皮肤弹性，效果更明显。

⬠ 皮肤弹性吃出来

① 补充维生素：在怀孕期间，保持饮食健康，多吃新鲜水果和蔬菜，多吃谷物、植物种子和坚果，补充足量的维生素。

② 改善肤质：避免摄取过多的甜食及油炸食品，多吃对皮肤内胶原纤维有利的食品，摄取均衡的营养，帮助改善肤质，增强皮肤弹性。

③ 帮助肌肤代谢：每天早晚喝两杯脱脂牛奶，吃纤维丰富的蔬菜、水果和富含维生素 C 的食物，帮助增加细胞膜的通透性和皮肤的新陈代谢功能。

④ 帮助皮肤排毒：正确的喝水习惯会为你的皮肤弹性计划提速。早上起床后，可先喝一大杯温矿泉水，它可以刺激肠胃蠕动，使内脏进入工作状态。清晨，排出体内垃圾是非常重要的，如果你常被便秘所困，不妨在水中加些盐。

⑤ 有所不吃：控制糖分的摄入，少吃色素含量高的食物。

⑥ 借助护肤品：试试每天用小麦胚芽油或杏仁油按摩皮肤，也可以吃一些维生素 E 胶囊，或是用维生素 E 油按摩妊娠纹。

❀ 孕期护理让乳房更完美

孕期乳头处容易积聚一些结痂样的分泌物，这是皮脂，也可能有少量乳汁，不及时清洗的话很容易堵塞乳腺导管出口，导致产后泌乳不畅，所以，孕期就要做好乳头的清洁。

如果乳头扁平或者凹陷在乳晕中，在常规护理的同时，你还需要矫正乳头扁平和乳头凹陷，不然它们也会使你被迫放弃母乳喂养哦！

正确的清洁、热敷、按摩和保养乳房，有助于促进乳腺发育，改善皮肤的弹性，防止乳房下垂，也有利于产后顺利哺乳。只要坚持下去，想让乳房在整个孕期都保持完美状态，一点都不难。

不同孕期怎么护理乳房？

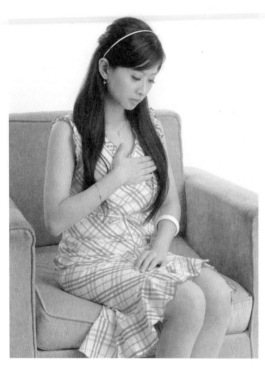

孕早期：换文胸

买几个新文胸，而且至少要比孕前大 1 个 size，因为整个孕期，每侧乳房分别会增大 900g 左右，而尺码合适的文胸才能更好地保护乳房。

孕期如果穿着尺码偏小的文胸，乳腺的发育会受影响，给产后哺乳造成困难。但也不要为了方便或节省，就索性买一个更大尺码的，文胸尺码偏大就无法很好地承托乳房、保护腺体哦！

如果随着孕期的进展，你感到文胸又小了，就再更换一次尺码。文胸的承托能减少重力对乳房韧带的牵拉，对乳房的健康十分重要。尤其是在做孕期运动的时候，文胸的作用就更加重要了。

孕中期：正确清洁乳头

孕中期，乳房迅速发育，乳头也更敏感，最好不使用肥皂，也不过度清洗，以免乳头干燥、不适。你可以用温水稍微清洁渗出的乳汁，让它自然晾干。

孕末期：乳头保养

孕末期的乳头保养也是为哺乳做好准备。如果乳头出现了凹陷的情况，你可以用拇指和食指在乳晕上沿着正上、正下方向，轻柔地按压乳房，使乳头尽量凸出，慢慢地修正凹陷的情况。每天中午和下午各一次，注意不要用拇指和食指捏乳头，这样会使凹陷加重。

护理乳房的步骤和手法

清洁

孕5月起，就需要每天清洁乳房了，清洁的范围包括乳房皮肤、皮肤皱褶处以及乳头。

清洗乳头时，用软毛巾轻轻揉搓1~2分钟，用干净温水洗净，不需要使用香皂，以免破坏乳房皮肤上的自然保护层。别忘了把堵塞在乳头上的结痂分泌物轻轻洗掉，如果它们粘得很牢固，可以先用植物油（麻油、花生油等）涂敷，变软后再清除。

清洁乳头时手法要轻柔，每次洗澡时用温水清洗就好了，过多过强的乳头刺激会引起不规律宫缩，导致宝宝宫内缺氧，孕末期还会有增加早产的危险。如果清洗乳头时有明显的宫缩出现，要马上停止，必要时及时去看医生。

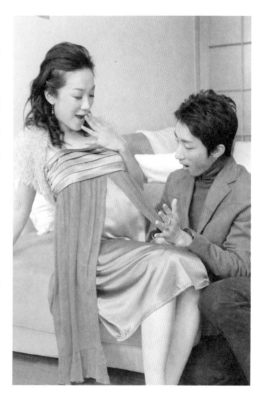

热敷

用温热的毛巾敷在乳房上，温度不要太高，不要伤害到皮肤。

按摩

❶ 环形按摩：双手分别放在乳房的上、下方，五指并拢，以打小圈的方式向前推进，顺着乳房的生长方向——从乳根按到乳晕和乳头。双手顺时针移动，直到按摩过整个乳房。

❷ 螺旋形按摩：一手托住乳房，另一手食指和中指放在乳房上方，以打小圈的方式，从乳根向乳头方向按摩。再用同样方式按摩乳房侧面和下方。

❸ 指压式按摩：双手张开，五指放在乳房两侧，向下挤压。

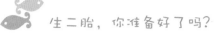

按摩发挥功效需要一定的温度，所以，你可以先做一侧乳房的热敷和按摩，完成后再做另一侧，这样就可以在按摩的过程中保持温度。

按摩时长以皮肤微微发热为宜，开始可以短一些，熟练后可以一次按摩 10~15 钟左右。

按摩的力道要温和，始终按乳房生长的方向按摩。发现硬结时，可以放慢速度，慢慢向前推进。如果你发现明显的硬结，并有疼痛感，最好及时咨询医生。

涂护肤品

在乳房上涂少量乳液等滋润的护肤品，但千万不要用丰乳霜或减肥霜。它们多含有一定的性激素，会影响乳腺的正常发育。

佩戴孕妇文胸要注意什么？

孕妇文胸不仅能为乳房提供保护，还能更有效地预防乳房下垂。那么佩戴孕妇文胸需要注意什么呢？

单独清洗

不要让其他衣物的细小化学纤维沾在文胸上，以免佩戴后对乳头造成刺激。

远离化纤类或羊毛类

文胸紧贴乳头，活动时乳头会摩擦到文胸纤维，而这类衣物上的细小纤维可能会被搓成茧丝状，穿过乳头开口进入乳腺管，久而久之引起乳腺管堵塞。虽然可能性不大，但也值得注意，因为一旦发生，不仅会影响产后哺乳，还会引起乳腺炎。

不要佩戴过久

尽量把每天佩戴文胸的时间控制在 12 小时以内，因为孕期如果佩戴文胸时间过长，可能会影响淋巴液的正常流通，不利于乳腺的发育。

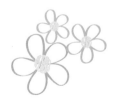

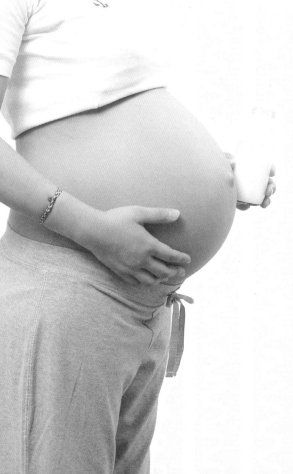

第四篇
安然度过二胎分娩期

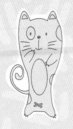

二胎分娩，有备而来

🐱 二胎产兆中，宫缩最特殊

产兆就是临产前的症状，临产就是产程开始了。临产后，子宫颈开始扩张，为宝宝的出生敞开大门。

第二胎的产兆也有见红、破水、规律宫缩，前两者的表现并不受胎次影响，但第二胎时，宫缩的表现不一定很明显，甚至不一定会痛，只是感到腰酸或肚子变硬。

所以，只要预产期附近腹部有异常的感觉，都要引起注意哦！如果出现有规律的腹痛，就更要抓紧时间入院了，哪怕只是 10 分钟痛一次。

🐱 怎么分辨真假宫缩？

第一胎既激动又担心地过来了，真要说起真宫缩、假宫缩，其实也傻傻分不清楚。那这次，作为有经验的妈咪，我们重新认识一下宫缩，变得更淡定从容些。

⬟ 假宫缩不疼，没规律

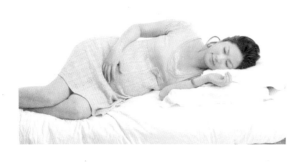

从产前 1 个月起，子宫的肌肉就很敏感了，当你长时间维持同一个姿势，尤其是疲劳或兴奋时，就可能感到腹部一阵阵地变硬。每次变硬间隔的时间或长或短，没有周期性，力量也较弱，或只发生在子宫下部，一般持续几小时后消失。

🌸 假宫缩来了要淡定

随着宝宝头部位置的下降，子宫下段受到牵拉，假宫缩出现的次数也会变多。这种宫缩并不会使宫口扩张，也不会引发分娩，所以不用紧张。

但如果频繁出现，还有明显的腹痛、阴道流血等现象，就要及时去医院检查。

🌸 真宫缩疼，有规律

真宫缩时腹部不仅变硬，而且疼痛，疼痛一阵一阵向下腹扩散，或腰酸并有排便感。

每次宫缩之间的间隔最开始可能 10 分钟，之后 3~5 分钟。每次宫缩疼痛持续的时间也慢慢变长，可达到半分钟到一分钟，程度也慢慢加重。

🌸 真宫缩来了，尽快去医院

真宫缩是在为宝宝的出生做准备，因此不要害怕，尽快去医院待产。

待产时一般需要平卧，让身体各部位都放松，闭上眼睛，调整呼吸配合宫缩，并配合医生的建议，就会顺利过关的。在下文中，我们会详细说到怎么调整呼吸。

🌼 宫缩前就见红

见红通常在宫缩开始前 1~2 天出现，也有的在前几天甚至前 1 周就开始反复见红。

见红一般是粉红色或褐色的黏稠液体，或分泌物中混有血丝。如果量不多，可以先观察，并注意休息。如果超过生理期的出血量，或是鲜红的血，或伴有腹部疼痛等不适，就要及时去医院了。

🌼 破水了，尽快去医院

🌸 保护宝宝的羊膜破裂后，羊水流出，称为破水

上一篇中我们说道，破水时会有较多液体不受控制地流出，需要辨别到底是羊水还是尿液。但怀孕末期分泌物较多，羊水也可能会慢慢地渗出来，所以，避免把羊水误认为分泌物也很重要。如果发现小便的颜色变成蓝绿色，也应该想到可能是破水了，要尽快去医院查看。

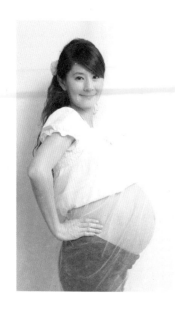

第二胎生得更快

一般情况下，第二胎的产程进展会比第一胎快。从临产到宫口开全，大概只需要 5~8 小时，甚至更短。宫口开全后，再过 20 分钟左右宝宝就能娩出。

所以，二胎时不论出现任何一种产兆，就都要及时入院待产哦！

待产时突发状况怎么办？

胎儿窘迫

宝宝心跳频率如果下降，可能是脐带受到压迫，或胎头的下降受到骨盆的阻力。

此时医生会先为你吸氧、打点滴。如果胎心音仍没有恢复正常，就会立即进行剖宫产。

胎头与骨盆不相称

如果宝宝的头相对较大，或你的骨盆腔相对狭窄，子宫颈没法开全，或宝宝的头不再继续下降，也要进行剖宫产。

胎盘早期剥离

待产时，如果阵痛转变为持续性的腹痛，阴道出血也变多了，可能是胎盘早期剥离。如果确诊，就会立即进行剖宫产。

麻醉意外

如果你要进行无痛分娩或剖宫产，麻醉时，也要考虑到过敏或麻醉意外的可能。所以，要及时反馈你的不适，医生会及时处理，避免发生危险。

脐带脱垂

脐带脱垂多发生在早期破水、宝宝的头还没下降、胎位不正时。脱垂的脐带受到宝宝头部的压迫，宝宝的血供就会被中断，使宝宝面临生命危险。

如果出现这种状况，应立即进行剖宫产。

第二胎容易急产吗？

从产兆出现到宝宝完全娩出，如果初产妇整个过程不到 3 个小时，经产妇小于 2 小时，就称为急产。

真正的急产其实很少，发生率不到 1%，为什么还有很多孕妈咪感到生得急呢？更多原因是对产兆不那么敏感，产兆出现时没有引起注意，而当感觉到产兆时，其实已经进入了产程，所以入院后生得很快。

哪些孕妈咪容易急产？

曾急产过

通常经产妇比初产妇发生急产的概率大，若上一胎（或前几胎）曾有过急产经验的，这一胎也很可能发生。另外有些产妇的子宫颈比较松，宫缩不必到很剧烈的程度，子宫颈就有开指的现象，也属于急产的高危人群。此外，自然产的经产妇子宫颈曾经被撑开过，要再次撑开就比较容易，因此前面生了越多胎、越密集的经产妇，发生急产的概率自然越高。

宝宝个头小

宝宝个头过大或孕妈咪骨盆偏小，容易出现头盆不称的情况，造成难产。相对地，如果超声波检查显示宝宝头围小、体形小、体重轻，孕妈咪骨盆和身材的 size 又偏大，急产就可能出现哦！

每个孕妈咪产程进展的情况会很不同，安全起见，有以上情况的孕妈咪一旦有了产兆，就要马上去医院检查。尤其是你不太分得清产兆的话，就不要自己观察宫缩了，节省出时间前往医院。

急产对宝宝有什么影响？

疼痛的分娩过程如能过得快一点，当然再好不过了，但产程如果快过了头，以至于还没到医院宝宝就出来了，也可能因缺少适当的处理给宝宝带来风险。

🔵 **发绀**

刚出生的宝宝很难自己保持体温，医疗机构接生时有37摄氏度的新生儿处理台，急产时若保温不及时，宝宝很容易发绀，表现为嘴唇及指端呈现紫色，甚至缺氧导致脑部病变。

🔵 **窒息**

宝宝出生时嘴巴和鼻子里往往有较多羊水，如果没有尽快移除，堵住了呼吸道，很容易使刚出生的宝宝不能顺利呼吸，造成缺氧和窒息。

🔵 **感染**

急产时的环境一定不是无菌的，可能是家中，车上，或是其他公共场合。如果分娩环境中细菌较多，妈咪和宝宝都可能会受到感染。

如果发现孕妈咪感染了乙型链球菌，顺产的孕妈咪就要在分娩前 4 小时使用抗生素，防止宝宝被感染。急产时若没能提前使用抗生素，或在使用抗生素的 4 小时内就生产了，宝宝还是有被感染的风险。

🔵 **外伤**

急产时，宝宝的头若没被保护好而撞到，也可能会因此受伤。

🔄 打算剖宫产也可能急产

本打算剖宫产，但还没入院就急产了，这种情况很少，但也不是不会发生。选择性剖宫产，大多是因为有自然产的风险存在，如宝宝太大或胎位不正时，宝宝的头就可能卡住，使宝宝缺氧，因此一定要提前入院，不要等到有产兆再入院。

所以临近预产期，你更要细心留意身体的变化，注意宫缩、破水、出血等产兆。就算只是感到肚子有跟以往不同的变化，也最好去医院检查一下，因为有的孕妈咪对宫缩的耐受力较强，或对产兆不大敏感，可能只是觉得腰酸或有较强的便意。

🔄 急产了怎么办？

❶ 联系家人，或向他人寻求帮助。如果还来得及，就尽快赶到医院。

❷ 如果来不及，就打 120 急救电话，请求急诊帮助。

❸ 为了自己和宝宝的安全，放下紧张和顾虑，放松身体，用呼吸配合宫缩。宫缩时腿尽量打开，以免夹到宝宝的头。

❹ 宝宝出生后，一定要移除口腔、鼻腔里的羊水，并做好保温，将脐带打结后剪断。

怎么预防急产？

有时孕妈咪并没感觉到产兆，产程却已经开始启动了，所以孕末期的几次产检时，医生会看一看子宫颈的状况，来了解分娩有没有发动的迹象。

如果你本身是有急产因素的妈咪，子宫颈也开始有了变化，或感染了乙型链球菌，也可以考虑提前住院待产，并提前使用抗生素。

什么时候要催生？

催生一般用于到了预产期，产程却没有启动时。有时虽没有到预产期，但孕妈咪因为疾病等原因不能继续怀孕，或宝宝已经发育成熟，但出现了异常情况需要提前出生时，也会用催生的方法。

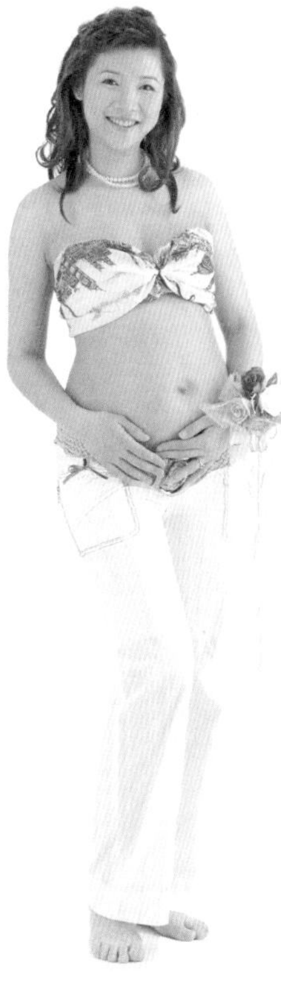

用什么催生？

催生是用催产素帮助发动和加强宫缩，由于能够促进宫缩，催产素也能预防产后出血。合理运用催产素可以加快产程，减少分娩的痛苦，降低分娩过程中妈咪和宝宝面临的风险。

催生有讲究

催生时，医生会根据具体情况合理安排用药的时间和量。一般是用打点滴的方式，并严格把握浓度和滴速，从小剂量起，慢慢调节。

催生时一定要有专业的产科人员进行严密的监护，还要用胎儿监护仪观察胎心、宫缩的变化，随时了解宝宝的情况。

羊水栓塞是怎么回事？

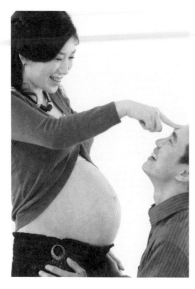

羊水中绝大部分是水，但也有少量溶质，到了怀孕末期，还会有宝宝的分泌物、排泄物等混入其中，因此羊水中含有各种有形的、无形的成分，如胎粪、胎脂、毛皮等。

如果这些成分进入母体血液循环，如胎盘早剥使胎盘附着处的血窦开放，或分娩中宫颈裂伤时，就可能引起大面积的急性感染，导致肾衰竭。如果有形成分进入肺、心脏等重要器官，形成栓塞，就会引起心跳、呼吸骤停。羊水中还有抗凝物质，会使正常的出血无法凝结，造成大出血。

羊水栓塞时，通常有呼吸困难、发绀、抽筋、寒战、胸痛、出血、休克等表现。即使得到了抢救，也可能留下严重的后遗症，如肾功能衰竭。

第二胎羊水栓塞风险更高吗？

确实，随着分娩次数的增加，子宫组织会变得疏松，使羊水更易透过。羊水渗入母体，羊水栓塞的风险就会增加了。

第一胎剖宫产的孕妈咪，如果这次怀孕时胎盘在剖宫产疤痕上，羊水栓塞的风险也会增加。所以一定要做好产检，产前也要评估疤痕破裂的风险。临产前的宫缩痛如果不是一阵阵的，而是持续的，也要及时告诉医生。

此外，二胎时孕妈咪如果出现了以下情况，更需要预防羊水栓塞哦：

① 年龄大于 30 岁。

② 多胞胎。

③ 早产或过期妊娠。

④ 急产。

⑤ 前置胎盘。

⑥ 胎盘早剥。

⑦ 剖宫产。

⑧ 器械助产。

⑨ 子痫。

⑩ 宫缩过强（包括自发性的或催产素使用不当所致的）。

⑪ 羊水过多。

⑫ 子宫颈裂伤。

⑬ 子宫破裂。

⑭ 胎儿窘迫。

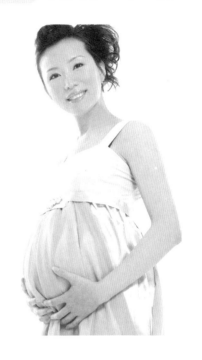

怎么预防羊水栓塞？

避免宝宝过大

适度摄入营养，控制体重增长，避免宝宝过大，把子宫撑得过大，容易造成羊水栓塞。

定期产检

产检可以发现羊水栓塞的危险因素，如前置胎盘、胎盘早剥、高血压、糖尿病、巨大儿等，以便及时处理这些因素。

及时处理高危因素

如果有过期妊娠的情况，也就是孕 40 周后还没有产兆，就要及时检查，决定要不要采取措施。

如果有前置胎盘、胎盘早剥、胎膜早破等情况，一定要及时去医院待产，得到医务人员的看护和指导，一旦发生意外，也能赢得宝贵的抢救时间。

如果子宫收缩过于强烈，孕妈妈应该配合医生使用镇静药物，减弱子宫的收缩，以防发生子宫破裂。

及时剖宫产

如果产程刚开始时发生了羊水栓塞，即使抢救后病情好转，由于病因并未消除，在后面的产程中，情况还是可能加重。所以最好及时剖宫产，尽快结束分娩，避免子宫破裂的发生。

⬠ 及时告知医生不适

在分娩的过程中，如果出现胸闷、烦躁、寒战等不舒服的感觉，要及时告诉医生，以便医生及早做处理。

⬠ 产后也不大意

无论顺产还是剖宫产，术后都要留心观察宫缩和阴道流血的情况，引流出尿液的颜色。这是为了预防迟发型羊水栓塞并发 DIC（弥散性血管内凝血）。

如果阴道流血增多，流出的血液不凝固，或有肉眼血尿等，都要及时告知医生，及时处理。

🐟 怎么预防产后出血？

产后出血是指生完宝宝后 24 小时内，出血量超过 500 毫升。产后出血的原因有子宫收缩乏力、胎盘滞留、软产道裂伤、凝血功能障碍等，其中最常见的原因是子宫收缩乏力，多见于产程过长、胎儿过大、产妇思想紧张、过度疲劳。

因此，在分娩过程中产妇要听从医生的指导，精神不要紧张，不要大声喊叫而浪费体力，要积极进食，注意休息，保存体力。对有可能出现子宫收缩乏力的，在胎儿娩出后立即注射缩宫素，促进子宫收缩。

🐟 乙肝必须剖宫产吗？

⬠ 顺产确有感染风险

自然分娩时，宝宝确实有不少机会感染妈咪血中的乙肝病毒，如果产程较长或宫缩较强，这些情况出现的机会也更多：

❶ 在宫缩的挤压下，胎盘绒毛血管破裂，使宝宝的血液循环中渗进母血。

❷ 宝宝受到擦伤，皮肤或黏膜的毛细血管破裂，渗进了母血。

❸ 宝宝吞咽了产道中的血液、羊水、阴道分泌物等。

⬠ 乙肝不是剖宫原因

剖宫产时，宝宝有机会接触到妈咪的血液，也有感染乙肝病毒的风险。而有些携带乙肝病毒的妈咪之所以需要剖宫产，也是综合考虑各种因素做出的选择，比如头盆不称等关于宝宝的原因，或高血压等疾病原因，并不是因为携带乙肝病毒才要剖宫产。

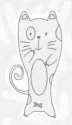

正确用力和呼吸，分娩更顺利

产程不同阶段，你用对力了吗？

虽然经历过了一次分娩，很多妈咪却不一定真的掌握了用力方法。其实，在产程的不同阶段，用对了力，可以让分娩过程更顺利，也能减少一些并发症的发生哦。

宫口开全前，别用力

如果宫口刚开始扩张就用力，反而会帮倒忙哦！

❶ **对宝宝不好**：在宫口完全打开前，用力不会使宝宝前进，只会使产道中的宝宝受到压迫。用力时腹压增大，子宫的负担也加重，宝宝的血氧供应也会受影响。

❷ **过早消耗体力**：宫口开全前就使劲，会白白消耗体力，到了后面真正需要用力的阶段，身体却因疲累而使不出力气，也容易宫缩乏力。

❸ **影响宫口扩张**：宫口开全前，用力也会使宫口受压迫而水肿，反而不利于宫口扩张。这样产程就会延长，你和宝宝的负担也会加重了。

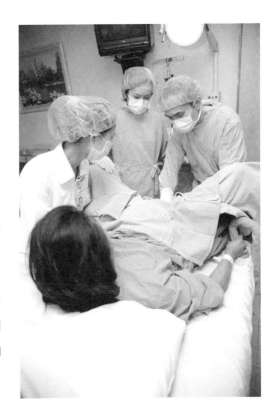

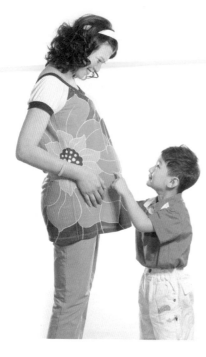

所以，在宫口开全前，即使有了强烈的排便感，也先不要用力。这个阶段你只需让全身肌肉放松，宫缩时张大口呼吸，不要用力。

⬠ 宫口开全后，用力

宫口开全后，你会感到会阴膨胀，这时用促进宫缩的方法呼吸，就能加快宝宝的娩出。

宫缩时，轻轻吸入一口气，屏住呼吸，像排便时那样向下用力，同时保持盆底的肌肉放松，直到需要进行下一次呼吸。

⬠ 宫缩间歇时，休息

宫缩间歇时，全身都放松下来，让体力恢复。该用力时用力，该休息时休息，让腹压和宫缩配合得当，就能明显缩短宝宝娩出的时间。

⬠ 胎头位置很低了，用力

当宝宝头部的位置下降到很低时，最适合屏气用力，用腹压促进宫缩。

但如果宝宝头部位置已经在阴道口，却下降得很慢，孕妈咪也用了很久的力，长达半小时甚至一小时，就需要借助产钳助产术或抬头吸引术来帮忙了，后面我们会具体讲解。

⬠ 胎头快要娩出时，停下来

当宝宝头部位置下降到一定程度，快要娩出了，就停下来，不要再屏气用力了，以免宝宝娩出过快，使会阴部裂伤。

😊 分娩痛从何而来？

⬠ 主要来自宫缩

分娩时，宝宝自己的力量不足以把产道扩开，为了帮宝宝开扩道路，推动宝宝前进，子宫肌肉就会收缩，引起疼痛感。

不只是分娩时，在分娩前半个月到一个月，子宫就开始热身，为宝宝的出生做准备了，这也是为什么产前就会出现宫缩。

🔘 少量来自宫旁组织

分娩时，子宫附近的组织（如骨盆肌肉、固定子宫的韧带）受到挤压或牵拉，也会产生一部分疼痛感。

🔘 紧张加重疼痛

精神紧张时，肌肉也不会是放松的，肌肉紧张会使宫缩的时间延长、程度加剧，就加重了分娩痛。

宫缩时，疼痛也容易令你无意识地绷紧腿脚、手、颈部等处的肌肉，造成不必要的体力耗损，也加重了疼痛和疲劳。

所以，宫缩时尽量放松无须使用的肌肉，宫缩间歇时更应该完全放松身体，最大限度地减少疼痛和体力耗损，不要让紧张给分娩的顺利程度减分。

😊 分娩痛有功劳

🔘 给宝宝开门

在分娩中，正是引起疼痛的宫缩使子宫颈口扩张，最后完全打开，迎接宝宝的到来。

🔘 助宝宝前行

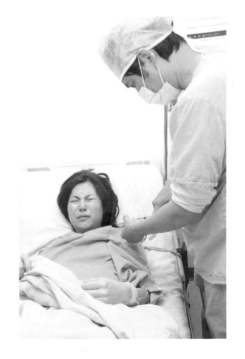

正是宫缩的推挤效果帮宝宝在产道中行进，不只是向前推这么简单哦，产道不是平直的，而是一个上宽下窄的弯曲通道，宝宝要进行一系列的姿势转换，用最小的头部径线和最适应产道的姿势才能顺利通关，不然会卡住，时间长了会有生命危险的。

宝宝自己不会换姿势，所以就要由子宫肌肉的收缩来帮忙，子宫肌纤维纵横交织，只要功能良好，就能出色地完成任务，但这也需要妈咪做出疼痛的牺牲哦！

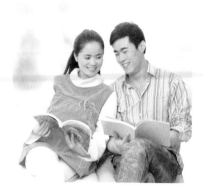

◆ 强健宝宝呼吸系统

子宫有节律地收缩，顺便帮宝宝的胸廓做了有节律的舒缩运动，促进肺泡表面活性物质的生成，使宝宝出生后肺泡弹性好，不容易得呼吸系统疾病。

有节律的宫缩也能挤出宝宝呼吸道内的肺泡液和吸入的羊水，降低新生儿窒息及新生儿肺炎的风险。

宝宝在产道的挤压下，头部充血，脑部呼吸中枢的兴奋性升高，出生后能更快地建立正常呼吸。

◆ 益于宝宝神经系统

在产道的推挤下，宝宝得到了触觉和痛觉的锻炼，一系列姿势的转换也使宝宝得到了本位感的锻炼，有益于大脑及前庭功能的发育，对宝宝以后的运动、智力、性格都有好处。

☺ 正确呼吸，减轻分娩痛

◆ 放松下来

神经调节对呼吸很重要，紧张状态下，呼吸会使体内氧含量下降，宝宝的供氧也会受影响。

◆ 呼气别太短

宫缩强烈时，呼吸难免会变浅，甚至急促，这时你需要有意识地调整，不要让呼气时间太短，可以稍微比吸气时间长，但不要比吸气时间短。

为了容易做到，你可以在呼吸时默数：吸气时慢慢数到 4 或 5，也可以数到任意一个你觉得舒服的数，呼气时就多数一两个数，帮助把握吸气和呼气的时间。

◆ 鼻吸气，嘴呼气

用鼻子吸气，用嘴巴呼气。呼气时要放松，让嘴部自然柔和，也可以自然发出声音，这都有助于减轻疼痛。

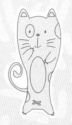

产科方法来帮忙

产钳听起来挺吓人

一听产钳两字，你可能有点害怕，其实产钳是用来保护宝宝的。产钳有两叶，两叶之间可以形成跟宝宝头部大小、形状相合的空间，就能像金钟罩一样把宝宝的头置于保护中，免受挤压。医生用手扶着钳柄，把产钳轻轻往外拉，宝宝的头就出来了。

产钳助产的历史很悠久了，医生专业而娴熟的手法和得当的放置位置会使产钳助产很安全，而产钳助产本身就是为了减少分娩时的损伤。

当宫缩乏力或胎位不正使宝宝娩出有困难，或产程进展慢、宝宝缺氧时，为了避免产伤等危险，而困难程度又是产钳能解决的，就不用做剖宫产了。

胎头吸引术安全吗?

胎头吸引术就是把特制的吸引器置于宝宝的头上，用注射器抽出吸引器中的空气，形成负压吸引的效果，让吸力配合着宫缩，适当地牵引，帮宝宝的头娩出，然后就可以取下吸引器，继续自然分娩了。

这种方法比产钳助产更能减少分娩时软产道和宝宝的损伤，当宫缩乏力或轻度的头盆不称使分娩不顺利，或高血压、心脏病等使妈咪不能太用力，或宝宝缺氧急需完成分娩时，就可以用胎头吸引术来帮忙。

会阴侧切，是伤害还是保护?

会阴就是阴道与肛门之间的部位，侧切就是当宝宝的头快露出阴道口时，在会阴侧面做一个斜形的切口，让宝宝更容易通过。人为地做出一个切口，本身对会阴是一种伤害，为什么还有侧切这种操作呢?

这些时候，侧切也是一种保护

❶ **会阴缺乏弹性**：如果阴道较狭窄，或会阴有炎症、水肿等情况，会阴就没有足够的弹性，不能很好地为宝宝通过而扩张，宝宝通过时，也很容易出现撕裂伤。

❷ **不能耐受产程**：如果你有心脏病、高血压等情况，身体很可能经不起产程中的消耗，为了防止危险状况发生，需要尽可能缩短产程，让宝宝尽快娩出。

❸ **宝宝突发异常**：当宫口已经开全，宝宝头部位置也接近产道口了，宝宝却出现了缺氧等危险状况，表现出羊水混浊甚至混有胎粪、胎心过快或过慢等，就需要及早完成分娩，以免情况进一步恶化。

❹ **胎头在会阴受阻**：分娩时，如果宝宝的头在会阴处受阻，停留过久会发生缺氧、颅内出血等危险，也会使盆底肌受损伤。常见于产力不足、宝宝较大、胎位不正等情况下。

❺ **早产**：宝宝未足月，身体很娇弱，很可能会被分娩时的外力损伤，这时也会视情况考虑侧切，减小产道口对宝宝的挤压。

❻ **助产时**：采取助产措施时，如使用产钳或胎头吸引器，是需要常规做侧切的。

根据情况决定切不切

一般在宝宝的头快到出口时，医生就会通过宝宝的大小、会阴宽窄度及弹性等具体情况判断会阴撕裂的风险，来决定需不需要侧切。如果产程进展很顺利，医生判断不会出现很严重的撕裂伤，也没有什么需要尽快结束分娩的因素，就是不需要侧切的。

切与不切，有什么不同?

如果会阴撕裂的风险较大，做切口后，会阴张力明显减少，就能防止会阴撕裂，也防止盆底肌受损伤。

分娩时如果发生撕裂伤，损伤的程度和范围是难以预测的，形成的伤口也不会是规则的，修补和愈合的难度会较大。而侧切的刀口是外科切开术形成的，更利于修补，也愈合得更好。

剖宫产怎么麻醉?

剖宫产一般是区域麻醉(相对于全身麻醉),主要有脊椎麻醉、硬脊膜外麻醉两种。

麻醉时你需要侧躺,并把腰弯起来,好配合打麻醉针。打完后,腹部和下肢会麻木,没法用力,但意识是清醒的,你可以说话并听到宝宝的哭声,如果手术中你感到不适,也要及时告诉医生。

两种麻醉各有特点

❶ 脊椎麻醉:麻醉效果来得快,打完后很快就能手术了,你感觉不到开刀,下肢也不能动。打完后不留麻醉导管。

❷ 硬脊膜外麻醉:麻醉效果是慢慢出来的,打完后要等 20 分钟左右再手术。你感觉不到疼,但能感知开刀的动作。下肢也不是不能使用力量,无痛分娩就是在这种麻醉下,既止着痛,也不妨碍分娩用力。打完后会保留导管持续给药,手术中如果需要,可以追加麻醉药,导管也能一直留到术后继续止痛。

剖宫产麻醉安全吗?

剖宫产常用的两种麻醉都是直接作用于神经,所以止痛效果很好,经胎盘吸收的药量也非常小,对宝宝并无不良影响,所以不用担心,麻醉的安全性还是很高的。

但两种麻醉也都可能出现副反应,比如恶心、呕吐、头晕、胸闷、发抖等。脊椎麻醉出现副反应的几率更大些,但不会出现很严重的并发症。硬脊膜外麻醉的难度相对较大,有可能意外将麻醉药物注入血管或脊椎内,发生毒性反应,所以也有一定的风险。

尽管如此,你也不用太担心,因为手术时选择的往往是麻醉医师最习惯、最熟练的麻醉方式,所以一般不会出现意外。

剖宫产怎么缝合?

剖宫产缝合目前最常用的是肠线,它是一种可吸收缝线,缝好后线藏在伤口内,与传统的需要拆线的尼龙缝线比,最大的优点就是美观。

缝合后无须拆线,住院天数短,伤口的疼痛也较轻,但也有少数妈咪对肠线的吸收不好,缝线处出现小小的脓肿,引起一些疼痛或不适。

无痛分娩是怎么回事？

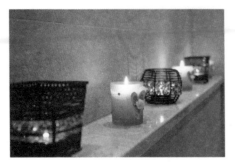

无痛分娩就是用恰当的麻醉方法让自然分娩不痛苦，所以也叫分娩镇痛。采用的主要是硬脊膜外麻醉，可以很大程度地减轻分娩痛，达到较好的止痛效果，而且不影响分娩时用力，你可以正常活动，轻松地完成分娩。

打麻醉是在产程刚开始时进行，一般10分钟左右打好，然后等20分钟左右，就能得到预期的麻醉效果了。麻醉打好后会留下导管，在接下来的产程中持续缓慢滴注给药，直到分娩结束。

无痛分娩安全吗？

跟正常分娩相比，无痛分娩主要是用了硬脊膜外麻醉，这种麻醉也是剖宫产常用的，但在麻醉剂量上，无痛分娩只有剖宫产的 1/10 或更少。

前面我们说道，剖宫产时的硬脊膜外麻醉存在一定的风险，会有发生意外的可能，而无痛分娩由于用药量很少，即使意外注入了血管或脊椎内，也不会发生毒性反应。经胎盘吸收的药量就更微小了，不会影响到宝宝。

无痛分娩适合你吗？

无痛分娩其实是自然分娩和麻醉的结合，所以一般情况下都可以做，尤其是宫缩强烈、产痛剧烈的话，无痛分娩就更适合你了。但如果你的情况不适合自然分娩，或有特殊原因不能打麻醉，就不适合做无痛分娩了。

此外，下面这些情况下也需要慎重考虑哦：

❶ 如果出现产科急症，或宝宝的情况不太好，如缺氧、宫内感染，是不适合做无痛分娩的。

❷ 如果凝血功能有异常，就一定不能做了。

❸ 如果孕期有心脏病、药物过敏，或腰背部曾受过外伤、动过手术，也要先让医生判断能不能做哦！

第五篇

二胎产后，
让自己恢复如初

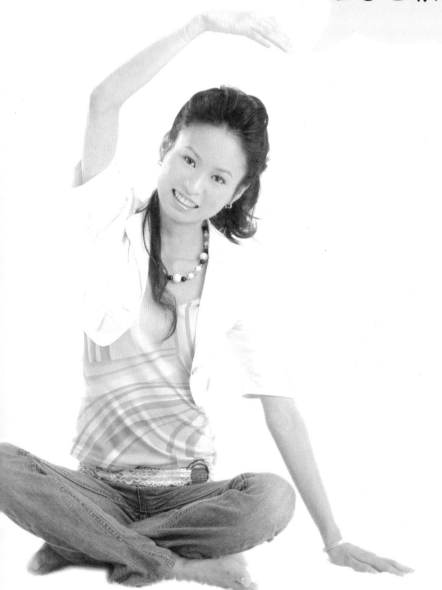

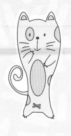

产后24小时，恢复已经开始了

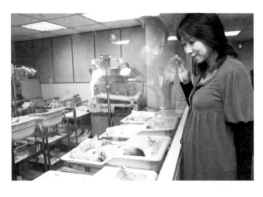

留意阴道壁血肿

产后两小时内，需要留意有没有便意或肛门坠胀感，有的话就及时告知医生。因为这往往是阴道壁血肿造成的，分娩时宝宝头部较大，阴道壁内的血管容易破裂，形成血肿。

如果出现阴道血肿，医生会及时帮你清除血肿并缝合，绝大多数伤口都能正常愈合。

及时排尿，促进产后恢复

宝宝通过产道时，使膀胱受到压力，加上尿道周围组织肿胀、瘀血、血肿，以及会阴伤口的影响，产后膀胱肌肉对排尿的感觉会暂时变迟钝，容易出现排尿困难。尤其是产程较长、会阴侧切、器械助产、硬膜外麻醉后，你可能感觉并不需要小便，但随着肾脏不断排出体内多余水分，膀胱里的尿液在增多。

所以，顺产后，就算没有尿意，产后4~6小时内也应该及时排尿。剖宫产后第二天，导尿管会拔除，拔除后3~4小时就应该排尿，让尿路被自然冲洗，以免因导尿管的放置而引起尿道细菌感染。

如果尿液难排出，可以打开冲水器，让水流的声音刺激膀胱排尿。如果憋尿不排，使膀胱膨胀，会影响子宫收缩、复原，定期排尿才能快点清除体内垃圾哦！

⊙ 顺产后怎么恢复进食？

⬠ 产后就能吃

分娩时消耗了巨大的能量，体液也大量丢失，产后你容易感觉到饥饿和口渴。如果没有麻醉等特殊因素，产后就能立即吃东西了。

⬠ 清淡饮食

饮食最好是清淡、低盐、容易消化的，不要过于油腻或刺激。尤其是产后 7 天内，可以选择以清鸡汤、清鱼汤和清排骨汤为主的食谱。

⬠ 多点汤和蔬菜

产后腹部压力降低，肠蠕动减慢，容易便秘，最好多来点汤和蔬菜，补充纤维素。

⊙ 剖宫产后怎么恢复进食？

⬠ 6 小时内禁食

术后 6 小时内，麻醉药效尚未消失，全身反应仍然很低，这时进食容易发生呛咳、呕吐等，所以需要暂时禁食。如果确实口渴，可以每隔一定时间喝少量温水。

⬠ 6 小时后进流食

麻醉药效过去后，也就是大约 6 小时后，可以吃些清淡易消化的半流质饮食，如米粥、蛋汤、面汤等。

进食之前可以用少量温水润喉，每次大约 50 毫升。如果有腹胀或呕吐的情况，就要多下床活动。

⬠ 肠道排气后

先吃 1~2 天半流质食物，如稀粥、藕粉汤、汤面、馄饨等，然后再转为普通饮食。

⬠ 怎么挑选饮食？

剖宫产后，不要选择牛奶、豆制品、红薯、蔗糖等容易在腹内发酵的食物，它们会在肠道中产生大量气体，导致腹胀。多摄取富含纤维素、蛋白质、维生素和矿物质的饮食，有助于组织修复。

其余挑选饮食的原则与顺产相同。

什么时候开始活动？

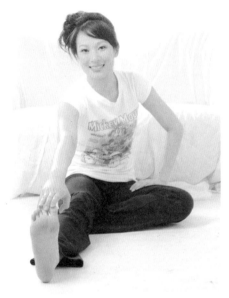

顺产后

如果会阴没有伤口，身体也没有严重疾病，产后 6 小时，疲劳消除后，就可以坐起来了，24 小时后就可以下床活动了。

剖宫产后

1 产后 6 小时：去枕平卧。

2 产后 12 小时：改为半卧位，使身体和床呈 20~30 度角。等双脚恢复知觉，就可以做些肢体的活动了。

3 产后 24 小时：导尿管拔除，开始在床上练习翻身、坐起，然后下床慢慢活动。

半卧位，是为了利于恶露排出，因为剖宫产后恶露相对不易排出，恶露淤积在宫腔内会影响子宫复原，也影响子宫切口愈合。

多翻身，是为了帮肠道尽快恢复正常蠕动，因为麻醉药会抑制肠蠕动，而肠道恢复正常蠕动的标志是排气。为了避免恶心呕吐和腹胀，剖宫产后要等肠道排气后才吃饭。

下床活动前，可以用束腹带绑住腹部，减少走动时的震动牵动伤口，帮助减轻疼痛。

顺产后怎么帮助会阴恢复？

及时换卫生巾

产后恶露会持续 1 个月左右，为了避免感染，要及时更换卫生巾，至少每 4 小时换一次。不要等到湿透再换，湿度太大不利于伤口愈合。

换卫生巾前后都要洗手，还要确保卫生巾的位置合适、牢固，以免卫生巾移位时增加对会阴的刺激。

🏵 保持排便顺畅

产后早些下床活动，多吃新鲜蔬菜水果，多喝鱼汤、猪蹄汤等汤饮，不吃辛辣刺激的食物以保持排便顺畅。

🏵 便后卫生处理

每次便后都用温水冲洗会阴部，水可以冲淡尿液，这样就不会有刺痛感。然后用消毒的小毛巾或较大只的棉棒由尿道口往肛门方向擦拭，擦过一遍就丢弃，不要反向擦拭，以免把肛门的细菌带到阴道口。

🏵 避免久坐久站

喂宝宝时要采用舒适的坐姿，也可以选择侧躺。寻找一个相对最舒适的姿势，如果不管哪种姿势都痛，可以尝试坐在橡胶表面，减轻会阴部的压力。

🏵 帮助会阴愈合

一个人在家的时候，可以把吸水的床上隔垫或旧毛巾铺在身下，代替使用卫生巾。这样可以改变会阴湿度，促进会阴愈合。

淋浴或坐浴可以缓解会阴疼痛，但淋浴不要过久，长时间的潮湿会使恢复变慢。坐浴时不要在水里加盐，以免皮肤干燥或发痒。

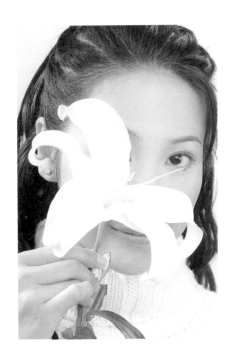

🏵 消除会阴肿胀

如果侧切伤口或会阴肿胀，把 50% 硫酸镁溶液加热到 40℃ 左右，放入纱布块浸泡一会儿，取出后拧干到不滴水，敷在患处，再盖上一层塑料薄膜减缓蒸发，还可以再用热水袋按压，使效果加强。

🏵 留意异常状况

如果疼痛没有减轻，或出现伤口红肿、发热，要及时去医院，确认伤口是否愈合不良。如果等到伤口出现感染后再就医，愈合就会变得相对麻烦了。

如果有腹痛、会阴下坠疼痛等情况，也都要及时检查，以免延误病情。

剖宫产后怎么护理？

● 坚持补液

剖宫产后补液可以防止血液浓缩，血栓形成。所输液体有葡萄糖、抗生素等，可以防止感染、发热，促进伤口愈合。

● 侧身喂奶，避免拉扯伤口

产后 1~4 天会有胀奶的现象，哺乳可以缓解胀奶的不适，但剖宫产后你可能会因伤口疼痛而不想哺乳。其实只要侧身喂奶，就能减少动作对伤口的牵拉，减轻疼痛不适。

● 避免伤口碰水

术后两周内，避免腹部伤口碰到水，如果伤口碰到水，要立即消毒，并盖上消毒纱布。全身的清洁最好用擦浴，两周后可以淋浴，但恶露未排干净之前一定要禁止盆浴。

● 留意伤口感染

产后第二天，伤口换敷料，看看有没有渗血或红肿。一般要换药两次，第 7 天拆线。如果妈咪肥胖或有糖尿病、贫血及其他影响伤口愈合的情况，可能就会延迟拆线。

剖宫产后的伤口发炎多发生在术后 1~2 周，一般手术时间越长，出血量越多，伤口感染的可能性也越大。如果术后体温高，伤口疼痛，要及时检查伤口，如果发现红肿，可以用 95% 的酒精纱布每天湿敷两次。如果敷后也不好转，伤口红肿处按上去还有波动感，说明有感染，需要及时去医院拆线引流。

● 少用止痛药

剖宫产后，麻醉的作用逐渐消失，一般产后几小时内伤口较疼，但 3 天后就会好的。

需要的话，可以请医生在手术当天使用止痛药物，之后最好就不要再用药物止痛了，以免影响肠道功能的恢复。

● 关注体温，及时发现炎症

停用抗生素后可能会出现低热，这常是生殖道炎症的早期表现，如果体温超过

37.5℃，就不宜立即出院。

如果没有低热，保险起见，出院 1 周内每天下午最好也测一次体温，以便及时发现和处理。

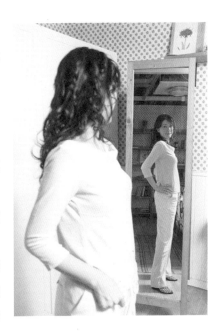

早点唤醒盆底肌

产后第 3 天就可以进行盆底肌的锻炼了，这样能够促进会阴血液循环，帮助会阴更快愈合，也帮助盆底肌肉恢复弹性和控制力，还能预防或改善尿失禁、盆底器官脱垂。

做法：排尿时短暂地憋尿，使排尿中断，然后再放松，使尿液排出，这样重复多次。躺在床上的时候也可以模拟这个动作，随时想起来随时做。

但产后 1 个月内不要做重体力劳动，如提举重物或其他耗费体力的家务和运动。任何过早过重的体力活动都可能引起盆底组织的损伤，甚至造成日后子宫脱垂。

腹式呼吸，帮你恢复活力

刚生产完的你，做做深长的腹式呼吸，能使吸气的氧含量更高，让身体更快恢复活力，减轻产后水肿、静脉曲张、腿抽筋、背痛等问题，也有助于促进阴道恢复、预防子宫脱垂哦！

躺在床上时，手放在肚子上，用鼻缓缓吸气，感受腹部慢慢鼓起，然后用嘴慢慢呼气，同时缩紧腹部肌肉。刚开始可能会不习惯，先试着练习两三次，适应后再慢慢增加。

心脏病妈咪产后注意什么？

⬠ 产后心脏负担加重

产后 3 天内，由于子宫收缩，大量的血液从子宫进入体循环，怀孕期间滞留在身体组织间的多余血液也开始重吸收进入血管，血容量会上升，回心血量增加，尤其在产后 24 小时内，心脏的负担加重。

⬠ 多留意身体情况

如果你有心脏方面的问题，无论顺产还是剖宫产，产后一定要加强护理，多留意身体情况，如是否感到心慌、胸闷、气急、不能平卧等，一般产后 3 天内症状最明显，要住院观察，恢复正常后再出院。

❀ 高血压妈咪产后怎么护理？

⬠ 密切观察身体现象

孕期的高血压症状一般会随着怀孕的结束而消失，但如果孕期高血压的程度较重，造成了肾损害，蛋白尿就会持续很久，甚至成为慢性肾病。因此，产后要注意休息和饮食，密切观察身体情况，尤其是产后两天内，如果仍有高血压症状，如头痛不适、视力模糊等，就要做个系统的治疗，以免遗留永久性的损害。

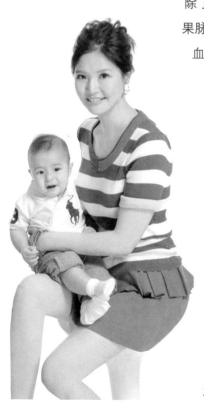

除了血压值和高血压症状，也要注意恶露的量，如果脉搏变快，尿量减少，就更要注意有没有产后大出血的情况。

⬠ 注意饮食和休息

高纤高蛋白、低盐饮食，多食蔬菜、白肉类，可以明显改善水肿的情况。

充分休息对高血压的治疗非常重要。家人要多帮助照顾宝宝，为妈咪提供安静舒适的环境，限制访客，这在产后头几天内是很重要的，以免妈咪无法正常休息，使高血压情形恶化，不好控制。

月子期间要保持身心平和，心情愉快，这对高血压的病情也很有影响。家人也要给予心理支持，预防出现产后忧郁症。

如果还在服用降血压药，起身时不要突然站起，以免发生体位性低血压，甚至昏倒。

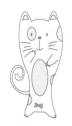

这一次，坐个好月子

上一次生产落下的毛病

生完宝宝之后，全身上下除了乳房，各器官和组织（尤其是生殖器官）都在慢慢恢复到孕前状态，这对身体来说可是一项庞大的工程。身体的工作量已经如此之大，加上分娩时的体力消耗，你的抵抗力就大大降低了。

因此，产后如果疏于照料，可能致使日后不适，随着年龄增长，许多隐藏的、累积已久的病痛会慢慢显现，如腰酸背痛、皮肤松弛老化、乳房下垂、内脏下垂、子宫脱垂、膀胱下垂、阴道松弛等。

而产后如能规律地生活，合理地饮食，加以适当地调养，你也可以利用这个机会改善体质。这里所说的产后包括出了月子之后，日常保养也同样重要，如果调养得当，身体状况甚至能比以前更好。比如体质偏寒，时常感到手脚冰冷，产后多吃温补的食物，戒除寒凉，是可以逐渐纠正过来的。

看到这里，你是否想起了上一次生产后因为没有正确地坐月子，身体出现的毛病呢？是否皮肤出现了松弛的现象，用了各种抗衰保养品也回不到从前？是否感到腰酸的次数变多了，身体也更容易疲倦？是否产后月经变得不调，白带量也比以前多了？是否出现了肩背疼痛、手脚冰凉的情况？

如果答案是肯定的，这通常是因为坐月子的方法不对，或调理的时间不够长，没能针对自己的体质进行最适合的调养。保险起见，你可以征求专业中医师的意见，如果方法得当，经过数月调理，身体状况基本上就能恢复。

产后 42 天既是恢复期，也是调整自身状态的关键期，如果你能坚持健康的生活和饮食方式，你有机会让体质变得更好。

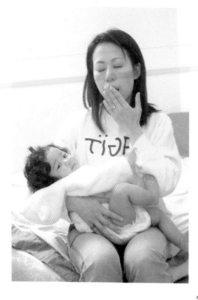

注重细节，让休息更有效

● 睡够、睡好

睡眠是产后恢复重要的保障，睡眠不足会延缓产后恢复的进程。保证每天 8~9 小时的睡眠，加上两小时午睡更好，充足的睡眠也利于乳汁的分泌。

● 变换卧姿

经常改变躺卧的姿势，最好是仰卧与侧卧交替，可以防止子宫向一侧或后方倾倒。

产后两周，可以采取胸膝卧位，帮助矫正子宫后倾后屈位。

● 注意室内环境

保持室内空气新鲜，无论什么季节，每天开窗换气，换气时你和宝宝可以暂时离开房间。

房间里阳光要充足，室温最好在 20℃ ~25℃，湿度最好在 50%~60%。

天热可以适当使用空调调节温度，但别把温度降得过低，产后身体分解代谢旺盛，出汗多，毛孔常处于开放状态，如果受凉，容易引起肌肉和关节酸痛等不适。

坐月子可以洗澡

过去没有空调、热水器、淋浴器等，家里的卫生条件也较差，月子里洗澡很容易着凉或感染，所以月子里不能洗澡的说法有历史原因。

如今生活水平提高了，以上设备都有，只要控制好温度，洗澡是不容易着凉的，过去洗澡会出现的问题如今已不复存在，所以月子里是可以洗澡的，也不会影响产后恢复。产程中及产后容易出汗，如果不洗干净，反而容易滋生细菌，引起感染。

产后什么时候洗澡？

如果会阴没有伤口，身体疲劳也已经恢复，能够下地走路、活动，只要不出现头晕虚脱的情况，产后3天就能开始洗澡了。有条件的话可以每天洗澡，或者和自己平时洗澡的频率一样。

如果会阴有切口或者裂伤较重，或者做了剖宫产，可以先局部擦浴，伤口愈合后再洗澡。

产后洗澡要注意什么？

在产后第一次洗澡的时候，可以让家人陪伴在身边，避免因为没有完全恢复好，身体比较虚而在洗澡时发生意外。如果自己觉得恢复得很好，也可以不用人陪伴。

洗澡建议使用淋浴，不要用盆浴。水的温度也不需要太高，和平时洗澡的温度一样即可，洗澡时间不要太长。

如果你进行了剖宫产，在洗澡的时候，最好用防水胶布把伤口遮挡一下。

洗完澡尽快擦干身体，如果行动不便，可以让家人帮忙。及时用吹风机的热风把头发弄干，不要使用冷吹。吹干前不要扎头发，也不要立即睡下，以免头痛。

月子里刷牙有讲究

月子里要刷好牙

月子中可以照常刷牙，以保护牙齿健康。有人认为月子中不能刷牙，这是不对的。新妈咪在月子中进食大量糖类和高蛋白类食物，进食的次数也会增加，如果不刷牙，很容易发生龋齿，引起口臭和口腔溃疡。漱口刷牙能清除食物残渣和其他酸性物质，保护牙齿和口腔的健康。

在月子里，你的身体比较虚弱，新陈代谢正处于调整过程中，对寒冷的刺激比较敏感，因此，刷牙漱口与平时不一样，要注意讲究方法。相信你有过体会，牙疼或其他牙齿问题一旦出现，会是多么令人揪心。所以，不要在这个时期伤害牙齿，以免为以后的牙齿健康留下隐患。

● 产后头 3 天指刷法

在产后的头三天，最好采用指刷法，即将右手食指洗干净，或者将干净的纱布缠在食指上，再把牙膏挤在食指上，像使用牙刷时一样上下来回擦拭牙齿，再用食指按摩几遍牙龈。这种刷牙方法可以活血通络、坚固牙齿、避免牙齿松动。

● 细致刷牙，轻柔呵护

月子里的其他时间，刷牙前要用温水将牙刷泡软，最好使用特制的月子牙刷，月子牙刷是用海绵或软毛制成的，可以减少牙刷对牙齿和牙龈的伤害。

刷牙时动作要轻柔，不要横冲直撞，也不要横着刷，而应该竖着刷。刷牙的顺序应是上牙由上至下，下牙由下至上，咬合面上下来回刷，并且牙齿的内外侧都要刷到，这样才能保持牙齿的清洁。

● 刷牙之外，漱口有方

除了每天早晚各刷牙一次，用餐后还要漱口，漱口时可以使用盐水、药液，如取陈皮 6 克，细辛 1 克，用沸水浸泡，放凉到适宜温度后，去渣含漱。

● 养成口腔卫生好习惯

晚上刷牙后就不要再吃东西了，尤其是不要吃甜食。如果你有吃夜宵的习惯，就再刷一次牙。在这个时期保护好牙齿，也是为今后长期的牙齿健康做保障，不要嫌麻烦哦！

产后四周，有目标地摄取饮食

● 产后 1 周要清淡

产后最初几天身体虚弱，胃口不好，此时不应吃得太油腻，可以吃些清淡的荤食，如瘦牛肉、鸡肉、鱼等，配上时鲜蔬菜一起炒，清淡又开胃，且营养均衡。

产后要分泌乳汁，出汗、排尿也较多，需要补充水分，饮食中可以多点汤、粥等。

产后需注意防止便秘，所以可以少吃白米，改吃糙米、胚芽米或全麦面包。

● 产后两周要补血

如果身体有伤口，此时也已基本愈合，可以多吃些补血的食物，如富含多种维生素的动物肝脏、鸡蛋、鱼等，既能预防便秘又富含铁质的谷类、苹果、香蕉等。

尽量让进食的种类丰富、多样化，帮助维持营养的全面、平衡。但不要吃从未吃过的食物，以免因不适应或过敏而腹痛或腹泻。

⬠ 产后 3、4 周催乳

此时，乳汁的分泌渐渐与宝宝的需求相符，涨奶的现象也减轻了，可以开始吃些促进乳汁分泌的食物，如猪蹄、鸡蛋、鸭蛋、牛肉、羊肉、牛奶、羊奶、丝瓜、金针菜、葱、豆腐、豆浆、芝麻、花生、核桃、地瓜、鱼类、虾、牡蛎、海参、枸杞、桂圆等。

此外，裙带菜和海带不仅能促进乳汁的分泌，而且能退热，净化血液。骨头汤中蛋白质和钙含量丰富，能促进乳汁分泌，产后就可以开始喝，坚持喝两个月左右，效果显著。

⊘ 哪些食物帮助产后恢复?

⬟ 海带汤或裙带菜汤

海带汤或裙带菜汤能够帮助子宫复旧和止血，也能安定神经。二种汤含碘量高，能活血化瘀，帮你补充甲状腺激素。无机物质和维生素也很丰富，热量低，也不会造成肥胖，整个月子期间都可以食用。

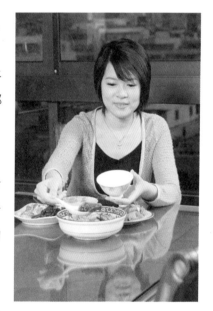

⬟ 鲤鱼

鲤鱼富含蛋白质和易消化的脂肪、维生素B_1、钙等，能促进乳汁分泌，预防贫血，促进子宫收缩，帮助排除淤积在体内的瘀血，也能帮助消除水肿。

鲤鱼加大米、大蒜和生姜熬煮，对产后虚弱、消化障碍、关节痛、发热、寒症有很好的食疗功效。

⬟ 老南瓜

老南瓜易消化，能够消肿、养胃、安神、助眠，也能缓解胸闷、口渴等不适。

产后体内多余水分应及时排出，如果产后过 3 周左右排尿还是不畅，或腿还是没有消肿，吃南瓜就会有效，也能预防产后肥胖。

🔷 红糖

红糖富含钙、铁、纤维素等人体必需的物质与微量元素，能化淤散寒、暖胃健脾、缓解疼痛、镇静、利尿，帮助子宫复原、防止排尿不畅和尿路感染。红糖也是美容佳品，帮助维持代谢功能，延缓衰老。

但摄取红糖每天不要超过 25 克，如果每天都喝，最好不要超过 7~10 天，以免使出血时间延长，造成贫血。

🔷 鸡蛋

鸡蛋含有脂肪和铁，有强身作用，还可促进乳汁分泌，帮助宝宝成长。

🔷 醪糟

醪糟辛温，可驱寒助热、增加心率、扩张毛细血管、促进子宫收缩。

🔷 鲫鱼

鲫鱼和中补虚，渗湿利水，温中顺气，有消肿胀、利水、通乳的功效。

🔷 姜

月子期间的料理最好加姜片同煮，因为姜有温暖子宫、活络关节的作用。

🔵 哪些食物影响产后恢复？

🔷 坚硬的食物

产后可能会有牙齿松动的情况，坚硬的食物不利于牙齿健康。饭煮得软一点，也更利于消化。

🔷 冷食、冷饮

冷的食物会使身体变凉，妨碍血液循环和消化，影响产后恢复。

🔷 高脂肪浓汤

高脂肪的浓汤容易影响食欲和体形，也会增加乳汁中的脂肪含量，会使宝宝因不能耐受和吸收而腹泻。

🔷 辛辣温燥食物

辛辣温燥食物能助内热，引起口舌生疮、便秘或痔疮等不适。

✿ 生化汤，你喝对了吗?

生化汤是产后祛除子宫瘀血的主要处方，能够调节子宫收缩、促进恶露排出。生化汤的基本方为当归、炮姜、川芎、桃仁、炙甘草，不同的医生可能会另有增减。

● 顺产后

如果没有大出血或伤口感染等情况，产后 3 天可以开始服用，如果还在服用子宫收缩剂，就等服完宫缩剂后再服用。每日一剂，服用 5~7 天，或服至恶露呈淡灰黄色，略带粉红色即可。

● 剖宫产后

❶ 等腹部伤口稍微愈合，且没有出现感染、发热的情形，也就是产后 3~4 天才可以开始服用，每日一剂。

❷ 服用期间，应该避免同时服用子宫收缩剂。

❸ 如果出现发热或伤口感染，就要先暂停服用，待医师检查无误之后才可继续服用。

❹ 剖宫产手术中，医生会将子宫内的恶露尽量清除，一般不会有多余组织残留，所以剖宫产的妈咪可以缩短服用时间至 3 天左右，如果没有特殊情况，也可以考虑不服。

✿ 简单食疗调理产后血虚

● 红糖小米粥

小米含有丰富的蛋白质，它的含铁量也很高，是大米的 4.8 倍，能够健脾胃，补虚损，是产后补养的佳品。

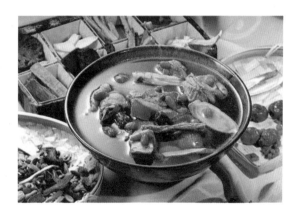

红糖含铁量比白糖含铁量高 1~3 倍，对补充失血有较好的效果。小米红糖粥是很多产后女性喜欢的食物，不但可以排除瘀血，还可以调节情绪，缓解血虚的症状。

材料：小米 100 克，红糖适量。

做法：将小米淘洗干净，放入锅内，旺火烧开后，转小火煮至黏稠，然后加入适量红糖搅匀，再煮开即可。煮小米红糖粥的时候，还可以加入红枣。

功效：益气养血，防止产后血虚。

● 鸡蛋阿胶羹

对于妈妈们产后的饮食，除了小米红糖粥外，鸡蛋阿胶羹也一直是月子里的补益佳品，不但可以养身止血，而且对产后血虚生热、阴血不足也有治疗作用。

材料：鸡蛋 3 个，阿胶 30 克，米酒 100 克，盐 1 克。

做法：先将鸡蛋打入碗里，用筷子搅拌均匀，再把阿胶打碎放入锅中，加入米酒和少许清水，用小火煮至胶化，最后倒入搅拌好的鸡蛋液，加入盐调味，稍煮片刻后即可。

功效：鸡蛋含有丰富的蛋白质和人体必需的 8 种氨基酸和少量醋酸，可保护皮肤，增强皮肤的润滑程度。

鸡蛋清还能清热解毒，易经补气，润肺利咽。阿胶具有补血、止血的功效，对产后血虚有辅助治疗的作用。

阿胶还富含胶原蛋白，不仅可以滋润肌肤，还有延缓衰老的作用。所以说，鸡蛋阿胶羹还有美容养颜的作用。

◎ 产后进补要注意什么？

无论顺产还是剖宫产，能否使用中药调理都要看伤口的愈合程度。比如有些大补气血的药材比较燥热，产后初期伤口未愈合时不要服用，否则可能导致充血疼痛、恶露增加等后遗症。

产后医生通常都会开些消炎止痛药、子宫收缩剂，自行用药或进补时要咨询医生，以免不同药物间发生作用。

◎ 产后糖尿病会自愈吗？

产后血糖一般会逐渐恢复正常，孕期的糖尿病有自愈的可能。但孕期血糖偏高或确诊为糖尿病的话，产后也有 1/3 的可能会发展为真正的糖尿病。

　　为了预防这种现象的发生，产后不能大吃大喝，饮食要控制好总热量，保证营养均衡，少量多餐。坚持高纤维、清淡饮食，低脂低盐，禁止精制糖的摄入。坚持母乳喂养也可以减少宝宝长大后患糖尿病的风险。

　　产后 6~12 周，也要再行 OGTT 实验来确认康复的情况。

乙肝妈咪可以哺乳吗？

看初乳中乙肝病毒含量

　　携带乙肝的妈咪究竟能不能哺乳，首先要看初乳中乙肝病毒的含量。

　　如果初乳中乙肝病毒基因阳性，或乙肝大三阳，表明乙肝病毒的复制正处在活动期，母乳的传染性很强，哺乳很容易使宝宝受感染。

　　如果怀孕第 7、8、9 个月分别注射过 1 支乙肝免疫球蛋白，使宫内垂直感染的机会被减少，宝宝出生后也及时进行联合免疫，且产生有效抗体，也是可以哺乳的。

　　但如果乙肝大三阳伴有肝功能异常，就不建议母乳喂养了。

宝宝出生后进行联和免疫

　　宝宝出生后 24 小内、1 个月、6 个月时分别都注射乙肝免疫球蛋白和乙肝疫苗，进行联合免疫，产生有效抗体后，是可以母乳喂养的。

看宝宝血中有无抗体

　　宝宝出生后，可以抽血检测乙肝表面抗体，如果检测抗体为阳性，哺乳对宝宝而言就相对比较安全。

哺乳期间要注意什么？

❶ 哺乳前要洗净双手，用温热的干净毛巾轻轻擦拭乳头，再给宝宝喂奶。

❷ 自己和宝宝的用品应该分开，包括毛巾、盆、杯子等都应各自独立使用。

❸ 定期带宝宝进行乙肝抗原抗体的检测。

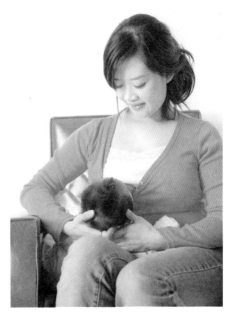

🐟 二胎时乳头还会皲裂吗？

乳头皲裂常在哺乳第 1 周时发生，第一胎时多见，但有些妈咪乳头皮肤娇嫩，二胎时也会发生。

引起乳头皲裂的原因往往是清洁方法不当、哺乳技巧不正确。比如用肥皂等刺激物擦洗，造成乳头干燥，乳头薄嫩的表皮有很多细小的乳腺管开口，极易被擦破，发生皲裂。宝宝吮乳时只含乳头而没含住乳晕（乳头周围有色素沉着的那一圈），乳头受力过大，也会发生皲裂。

🐟 怎么预防乳头皲裂？

⬟ 增加乳头坚韧性

常用干燥柔软的小毛巾轻拭乳头，帮助乳头的皮肤变得坚韧，经得起宝宝的吸吮而不易皲裂。

⬟ 养成哺乳好习惯

每天定时哺乳，每 4 小时一次，每次 15~20 分钟，不要太久。

妈妈勤哺乳有利于乳汁排空，使乳晕变软，利于宝宝吮吸。但不要让宝宝只含乳头，必须把乳晕也含住。因为乳汁集中在乳晕下面，宝宝含住了乳晕，吮吸时就将乳汁挤压出，使宝宝吃奶更省力，也保护了乳头，这也是预防乳头皲裂最有效的方法。

⬟ 做好乳头护理

每次哺乳前后，用温开水洗净乳头、乳晕，及时清除乳头上的积垢和痂皮，并抹上防裂油。

清除积垢和硬痂皮时，可以先敷一层植物油或矿物油，起到软化作用，再用温水和软毛巾轻拭掉。

⬟ 矫正乳头凹陷或扁平

乳头凹陷或扁平时，宝宝难以吮吸，使乳头受力过大而皲裂。每次擦洗乳头时，将乳头轻柔地向外捏出，或轻轻向外牵拉，同时捻转乳头。

乳头皲裂时怎么哺乳？

哺乳前

先用毛巾热敷乳房，并按摩，刺激排乳反射，然后挤出少许乳汁，使乳晕变软，易于乳头与宝宝的口腔含接。

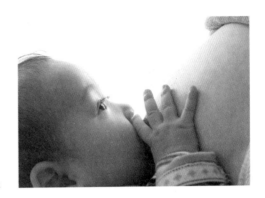

哺乳时

先喂没有皲裂的那侧乳房，因为起初宝宝在饥饿状态下，吸奶时用力较大，喂完一侧后再喂皲裂的那侧，宝宝的吮力变小，就能减轻疼痛感。如果两侧都有皲裂，就先喂较轻的一侧。

经常变换抱宝宝的姿势，让宝宝的吮吸力分散在乳头和乳晕四周，减轻对乳头的集中刺激。

每次哺乳不要超过 20 分钟，避免乳头长时间浸泡在宝宝口腔中，使乳头皮肤被扭伤。宝宝口腔中也会有细菌，会通过破损的皮肤引起乳房感染。

哺乳后

用食指轻按宝宝的下颌，等宝宝张口时乘机把乳头抽出。或等宝宝将乳头放松后，再把乳头轻轻拉出。一定不要硬拉乳头，以免使乳头皮肤破损。

挤出少量乳汁涂在乳头和乳晕上，乳汁有抑菌作用，其中所含的丰富蛋白质也有益于乳头皮肤的愈合。也可以在乳头上涂一薄层水状的羊毛脂，它对宝宝无害，下次喂奶前也不必擦掉。

记得穿戴宽松的内衣和胸罩，并放正乳头的位置，有利于空气的流通和皮损的愈合。

症状严重时怎么办？

如果乳头疼痛剧烈，或乳房肿胀，宝宝也不能很好地吮吸，可以暂停哺乳 24 小时，以减轻炎症反应，促进裂口愈合。但要记得挤出乳汁，用小杯或小匙喂给宝宝，不要轻易放弃母乳喂养，否则容易使乳汁减少，或发生奶疖、乳腺炎。

如果裂口经久不愈或反复发作，要及早看医生，也可以进行中医治疗。情况较轻时可以涂抹小儿鱼肝油滴剂，但哺乳前要将药物洗净，情况严重时应请医生来处理。

正确护理，远离乳腺炎

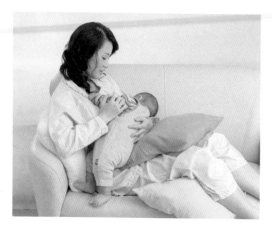

产后乳房饱满而娇嫩，稍不注意，很容易引起不适，乳腺炎也容易发生。引起乳腺炎的原因主要有：

❶ 没有做好清洁，乳腺管堵塞。

❷ 乳头皲裂，使细菌容易进入。

❸ 乳房有淤块。

❹ 乳罩、衣服太紧。

❺ 疲劳、免疫力降低。

做好乳房护理

产后及时清洁乳房及乳头，每次哺乳前后都洗手，并用温开水清洁乳头。如果乳头皲裂，要及时护理及治疗，以免细菌趁机而入，引起乳腺炎。

不让乳汁淤积

每次哺乳都要让宝宝将乳汁完全吸空，如果宝宝吮吸力不足，可以用吸奶器或手挤出乳汁，不要让乳汁淤积在乳房内。

如果乳汁淤积，可以局部热敷，每次 20~30 分钟，每天 3~4 次。也可以用手从乳房四周向乳头方向轻轻按摩，然后用吸奶器将乳汁吸出或用手挤出，每天 7~8 次。

早期发现

如果发现乳房红肿、变硬，身体还发热，就要警惕乳腺炎了，如果发热持续一整天，就及时检查。早期乳腺炎如果得到及时治疗，就可以治愈，不要等出现脓肿时才治疗。

乳腺炎早期，乳腺肿胀，出现界限不清的肿块，并有明显的触痛；乳房皮肤颜色可能微微变红，也可能不变；体温可以达到 38℃左右。

乳房肿块主要是由于乳汁淤积，淋巴、静脉回流不畅，如果积极治疗，多能消散。

及时治疗

炎症早期可以继续哺乳，哺乳前后用毛巾热敷乳房，可以减轻疼痛。先吮吸发炎的乳房，排空乳汁，可以帮助炎症消退。感染严重时用健侧乳房哺乳，哺乳后用吸奶器吸尽剩余的乳汁。

如果已经形成脓肿，要及时去医院切开引流，并在医生的指导下，服用抗生素和解热剂。患侧乳房应等脓肿切开、脓液排出后才能哺乳，并用吸奶器吸出淤积的乳汁。

产褥感染别轻视

产后一段时间内，宫颈口尚未闭全，子宫内又留有胎盘剥离面的创口，细菌就很容易侵入，在恶露的培养下繁殖，引起生殖器官感染。

在产褥期，生殖器官被感染而出现的炎症表现都属于产褥感染。多从产后 2~5 天开始出现，表现为头痛、发热（体温常超过 38℃，持续 1 天不退）、恶露增多且有臭味、下腹部压痛等。

感染如果继续扩散，会引起盆腔结缔组织炎。炎症蔓延到腹膜，还会引起腹膜炎，除了高热，还会出现寒战、腹胀、肠麻痹、脉搏增快等症状，腹痛也会加重。

如果细菌侵入血液，有可能发展为菌血症或败血症，会出现严重的中毒症状，不及时治疗甚至会威胁生命。所以，不可以轻视产褥感染哦！

怎么预防产褥感染？

产前

1 加强孕期卫生，保持全身清洁，妊娠晚期避免盆浴及性生活。

2 做好产前检查，加强孕妇营养，增强孕妇体质，防止贫血。

3 如果有贫血、阴道炎、高血压或其他孕期并发症，要及时纠正和治疗。

4 孕末期不要做任何阴道治疗，以免把病菌带进阴道和子宫，产后引起感染。

临产

1 注意休息，及时补充营养，别让自己疲劳。

2 多进食和饮水，抓紧时间休息，避免过度疲劳，以免身体抵抗力降低。

3 积极治疗急性外阴炎、阴道炎及宫颈炎，避免胎膜早破、滞产、产道损伤及产后出血。有胎膜早破或产前出血等感染因素存在时，必须住院治疗，用抗生素预防。

4 接生时避免不必要的阴道检查及肛诊。

⬟ 产后

① 尽早下床活动，让恶露尽早排出。

② 注意卫生，保持会阴清洁。

③ 注意休息和营养，让抵抗力尽快恢复。

④ 产褥期避免性生活。

产褥感染了怎么办？

① 一定不要拖延，及时治疗，在医生的指导下使用抗生素或解热剂等，情况严重时就住院治疗。

② 保持外阴清洁。

③ 取半卧位，促进恶露排出，将炎症局限于盆腔，减少炎症扩散。

④ 由医生根据情况使用消炎药。如果盆腔脓肿形成，需行手术切开引流。

⑤ 保证充足的休息，加强营养，尽快纠正贫血等，提高抵抗力。

⑥ 因为出汗较多，也要注意补充水分，勤排尿。

晚期产后出血怎么办？

产后两小时内出血较多，过后就会慢慢变少。但如果 24 小时后还有大量出血，超过 400 毫升，就属于晚期产后出血。出血可以持续也可以间断，或是急剧的大量出血，

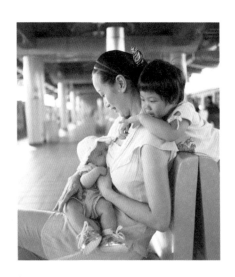

也可能会出现低热。失血过多常导致严重贫血和失血性休克，大量出血也会降低抵抗力，容易发生产褥感染，甚至留下后遗症。

小量或中量阴道出血，使用足量的广谱抗生素、子宫收缩剂，一般就能收到较好的止血效果。如果可能有胎盘、胎膜残留或胎盘附着部位复旧不全，单纯药物治疗的效果并不好，需要在使用抗生素的同时或控制感染后做清宫术，刮出的组织要做病理检查，以便于明确诊断。

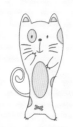

二胎产后，恢复更需用心

宫缩更疼，不可怕

二胎产后 1 周内，可能会常出现阵发性的下腹痛，也就是产后宫缩痛，产后 3~4 天内尤其明显。

产后宫缩是子宫在止血和排出宫腔内的积血、胎膜，是子宫复原的表现。二胎时由于子宫肌纤维不如一胎时紧密，因此产后子宫收缩得更强烈，疼痛也更明显些，这是一种正常现象。

宫缩时，在下腹部能摸到隆起变硬的子宫。哺乳时宝宝的吮吸会引起反射性的宫缩，疼痛也会加剧。

宫缩停下来后，神经纤维解除挤压，疼痛就会消失，所以不需要特别护理。但如果宫缩痛很严重，可以对下腹部进行热敷或适当的按摩，也可以适量使用镇静止痛药物。服用益母草膏、红糖水、黄酒等也有效果。

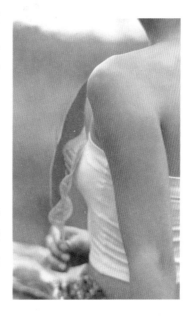

别让子宫复旧不良

产后子宫怎么变化？

胎盘娩出后，子宫一般就会收缩到差不多宝宝头的大小。把一两个手指横放在脐下，可以摸到一个较硬的包块，就是宫底，位置大概在肚脐和耻骨连线的中点或稍高处。

宫底每天可以下降 1~2 厘米，10 天左右回到盆腔，在腹部就摸不到了。产后医护人员会在每天差不多同一时间查看宫底下降的情况。

● 恶露应该持续多久？

产后，为了修补胎盘剥离面的创面，子宫内膜开始脱落，加上胎盘剥离时的出血，混合着子宫内的黏液，从阴道流出，称为恶露。

产后 1 周，恶露中有较多的血液和蜕膜组织，量多、颜色较红，叫血性恶露。

产后 2 周，恶露中血液成分减少，颜色转淡，呈粉红色，叫浆液性恶露。

产后 3~4 周，恶露中血液成分更少，呈黏稠状，颜色逐渐转白或黄白，量也减少，叫白色恶露。

三种恶露之间并无严格的界限与区别，量和持续时间也因人而异，一般会在产后 6~8 周逐渐减少，变成白色或黄色的分泌物。

● 留意恶露异常状况

如果产后 4 周还有暗红色的分泌物，或产后两个月恶露量仍多，或颜色变污浊，或出现异味，或感到腰痛、下腹坠胀、哺乳时疼痛还加剧，就要检查一下子宫是否复旧不良、是否发生了感染，宫腔内是否残留有胎盘、胎膜组织。

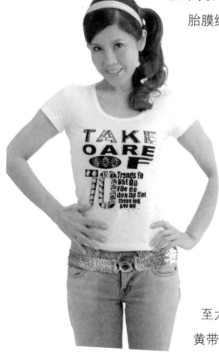

● 影响子宫复旧的因素

❶ 产后没有做好卫生，恶露得不到及时清理，产生异味，引起上行感染。

❷ 子宫内有胎盘、胎膜残留，诱发宫腔感染，形成子宫内膜炎、子宫肌炎。

❸ 产后未能及时排尿，导致尿潴留。

❹ 子宫位置过于后倾后屈。

❺ 子宫肌瘤、子宫肌腺症等。

● 复旧不良及时治疗

子宫复旧不良可以引起晚期产后出血，甚至大出血。子宫复旧不良时，即使恶露停止，白带、黄带也会增多，子宫位置变得后倾。若不及时治疗，可能会给子宫造成难以逆转的改变，如结缔组织增生、子宫增大、哺乳期经量增多、经期延长。

这样做帮助子宫复旧

● 哺乳促进宫缩

如果产后你能坚持自己哺乳，让宝宝的吮吸反射性地促进子宫收缩，能帮助子宫复旧。

● 按摩帮助宫缩

找到子宫的位置（肚脐下方），当子宫变软时，用手掌在子宫位置稍稍施力，做环形按摩，如果子宫变硬，就表示收缩良好。如果宫缩时疼得厉害，就暂时停止，可以用俯卧的姿势减轻疼痛。

● 适当用药

产后静脉滴注的药物或口服药中，多有子宫收缩剂，应如期将药物用完。生化汤也是帮助子宫收缩的汤剂，可在三餐之后服用。

对于腰腹部的疼痛，可以用局部热敷来舒缓，或者对关元、中极、曲骨等穴位进行强刺激，必要的时候可以服用止痛药。

● 保持外阴清洁

产后做好卫生处理，保持外阴清洁，预防感染，也是为子宫复旧排除障碍。

● 不长期卧床

及早下床活动，不要总卧床休息，仰卧位太久不利于恶露排出，容易引起上行感染，影响子宫复旧。许多妈咪二胎时也容易存在肥胖、高血脂、血黏度高的情况，长期卧床也容易引起血栓性疾病。

● 压痛可能是炎症信号

如果子宫出现异常的压痛，并且发热，可能是子宫被细菌感染，引起了子宫内膜炎症。

这种情况剖宫产后更易发生，如果产程或手术时间过长、术前有贫血、术中出血较多，子宫内膜炎症的风险也会增加。

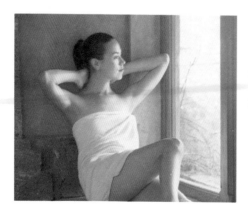

🐟 **及时治疗胎盘、胎膜残留**

如果 B 超发现有胎盘、胎膜残留，应该做刮宫术，清除残留的胎盘、胎膜，刮宫术后也要促进子宫收缩，并进行抗感染治疗。

🐟 坐浴蒸出健康活力

🐟 **什么时候坐浴？**

从生完宝宝一周后开始，一直坚持到恶露排干净、侧切或剖宫产伤口愈合好、不适消失为止。

睡前或排便后坐浴最好。每天 2~3 次，每次约 10 分钟，时间太久也会带来副作用，有溃烂或皮肤敏感时也需酌情减少时间。

🐟 **用什么水坐浴？**

取适量艾叶、益母草、蒲公英或蛇床子等药材，总量大概相当于用手抓一把的量，放入水中煮开，然后倒入浓度为 1∶5000 的高锰酸钾溶液，放凉到约 40℃就可以用了。

水的总量大概占 2/3 盆，坐浴中水温下降可以再添热水，但不要在水中放盐或其他消毒剂。

🐟 **怎么坐浴？**

❶ 可以把盆放在椅子或马桶上，以便于坐上去。

❷ 让侧切伤口浸泡在水中，一边坐浴一边反复收缩、放松括约肌。

❸ 注意后颈和后背不要着凉，你可以披上小毯子，直到出汗，有利于气血循环。

❹ 为了防止伤口溃烂，坐浴后立即用干净柔软的毛巾轻拍着拭干会阴伤口。也可以把吹风机放在约 30 厘米远处，用最低档吹干。

🐟 **坐浴带来什么改变？**

❶ 缓解会阴不适：在热水和蒸汽中，括约肌得到放松，会阴部血液循环得到改善，疼痛、肿胀、瘙痒都能被缓解。

❷ 消退炎症：坐浴水中的药物本身就能杀菌，生殖道感染时，坐浴也有治疗作用。

❸ 帮子宫恢复得更好：坐浴时，热气蒸腾到会阴部，能促进下腹部的血液循环，使产后子宫更快、更好地复原。

④ **帮你由内而外变美**：坐浴使下腹部血液循环变好，利于子宫和卵巢的健康，也利于预防和改善由子宫或卵巢异常引起的面部色素沉着，如色斑、痣等。下腹部血液循环被促进，体内垃圾也能被更好地清除，腹部脂肪也能被更快地分解。

⑤ **减轻腰痛和关节痛**：坐浴带动下腹部血液和淋巴结循环，有活血化瘀的作用，腰痛和关节痛的症状也会被改善。

二胎产后，怎么恢复阴道弹性？

● 多点耐心和坚持

阴道本身有一定的修复功能，生产时出现的扩张现象一般会在产后3个月左右恢复。但是，毕竟经过了两次挤压、拉伸甚至撕裂，阴道中的肌肉多多少少会受到损伤，即便两次都是剖宫产，在两次临产时，阴道也都发生过自动的扩张。所以二胎产后，阴道弹性的恢复难度相对更大些，需时更长些，但并不意味着不能恢复，而是需要付出更多耐心和坚持。

● 盆底肌锻炼恢复阴道弹性

盆底肌的锻炼不受时间和地点的限制，简单易做，只需要长期坚持。经过这些日常的锻炼，可以显著改善盆腔肌肉的张力和阴道周围肌肉的收缩能力，帮助阴道恢复紧实和弹性，对提高性生活质量也是非常有利的。

① **仰卧时**：放松身体，将阴道收缩、夹紧，持续几秒，然后放松，重复进行。想起来的时候就练习，每次练习的时间可以逐渐加长。

② **走路时**：有意识地绷紧大腿内侧及会阴部的肌肉，然后放松，重复练习。

③ **小便时**：有意识地屏住小便几秒钟，再继续排尿。如此反复，经过一段时间的锻炼后，可以提高阴道周围肌肉的张力。

④ **有便意时**：屏住大便，并做提肛运动。经常反复，可以很好地锻炼盆腔肌肉。

● 合理摄入营养

除了恢复性的锻炼，产后还要保证必需营养的摄入，保证肌肉功能的恢复。

● 借助医学方法

如果由于休息不当、过于劳累，锻炼后阴道恢复情况也不够乐观，需要时，你也可以考虑借助医学方法来修复，如阴道紧缩术。

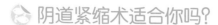

阴道紧缩术适合你吗?

生过两个宝宝后，如果你感到阴道松弛程度已经很严重，也影响到了性生活，可以考虑借助阴道紧缩术，也叫阴道修复手术，是一种针对阴道的整形手术，对阴道松弛的现象有不同程度的改善，效果也比较持久。

适合的情况

适合自然分娩后阴道松弛，或会阴侧切使阴道口变大，或阴道前壁外翻等情况。

不适合的情况

如果有阴道炎、子宫糜烂等妇科疾病，是不适宜做的。

可能产生的并发症

可能出现的并发症有阴道出血、膀胱阴道瘘和阴道直肠瘘等。出现并发症的原因除了个体差异，也与医生的技术有关，所以应该选择正规的医院手术。

手术的时机

孕期体内孕激素和雌激素增加，促使乳腺分泌、产道松弛、骨盆增大，为宝宝的出生做准备。所以如果准备做阴道紧缩术，需要等到产后3~5个月，体内激素水平恢复到孕前状态后。手术需要避开月经期，最好选择月经干净后的第一天。

手术前后的注意事项

术前不需要特别准备。术后一般先留院观察两天，医生会为你做好各项消毒工作，以免伤口感染。回家后要保持会阴清洁，并给自己1周左右的休息时间，术后3个月内要避免性生活。

会阴侧切后，性生活受影响吗?

其实，会阴侧切对阴道的损伤很小，伤口缝合后5天左右，阴道和会阴就能愈合，阴道黏膜上的疤痕十分柔软，性生活时不会有异物感。

如果说产后会出现阴道松弛的问题，也是生产本身带来的，与侧切并无直接关系。

所以，不要因为自己做了侧切，就在心理上觉得比别人受损更多，更难恢复。只要按照上文中我们提到的方法进行努力，阴道是可以恢复到孕前状态的。

阴道损伤，性交痛怎么办？

如果分娩时会阴有撕裂伤或侧切伤口，产后持续疼痛首先要排除伤口愈合不良，发生感染，因此要及早诊治。

如果有性交疼痛，也可以借助电刺激治疗，使盆底肌肉被动性收缩，性生活时盆底肌肉就会发生反射性收缩，从而达到性高潮。

注意预防子宫脱垂

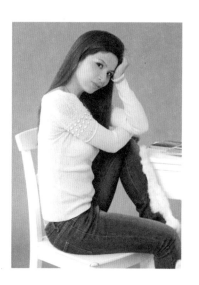

产程中长时间的压迫与扩张，会使盆底肌肉和筋膜过度伸展，弹性降低，还可能有部分肌纤维断裂，子宫因此不能被很好地承托与固定，就容易出现脱垂。

如果没有严重的损伤，产后几周内，组织张力会有所恢复，但最好还是结合产后锻炼，不然难以恢复到孕前的水平。需要注意的是，产后不要太早进行重体力劳动，任何过早的体力活动都可能引起阴道壁膨出及子宫脱垂。

剖宫产后，留意子宫内膜异位症

剖宫产后，月经恢复时，要注意伤口是否疼痛，因为在剖宫产伤口处有可能会发生子宫内膜异位症，表现为经期伤口持续胀痛，甚至出现硬块。如果发现类似症状，就要及早去医院检查治疗。

产后腹直肌分离不罕见

正常情况下，双侧腹直肌在腹部的正中线。但经过产后第 3 天检测，无论顺产还是剖宫产，有 60%~70% 的妈咪产后双侧腹直肌间会分离出两指的宽度，即使出了月子，仍有 30% 的妈咪未能完全恢复。这是因为孕期膨胀的子宫会将腹直肌撑松，甚至使部分肌纤维断裂，使产后腹直肌收缩力降低。

腹直肌收缩力的降低也带来腹压的减弱，所以产后腹直肌分离很容易导致脐疝，使小肠从肚脐里凸出来。

怎么应对产后腹直肌分离？

锻炼来预防

从产后第 3 天开始，加强盆底肌肉训练和腹肌运动。坐完月子身体恢复后，可以多游泳，也能有针对性地锻炼腹部肌肉。

自己检查腹直肌

产后 3 天，可以向医生询问腹直肌的情况，也可以自己检查：慢慢躺下，微抬头，伸手在肚脐下摸摸看有无柔软的团状物，如果有团状物就表示有腹直肌分离的现象。

运动来矫正

仰躺在床上，吸气，双手交叉于腹部，用手指把两侧的腹部肌肉聚拢，边吐气边慢慢抬头。然后吸气，同时把头慢慢放下。重复 3~4 次，一天两次。

借助医学手段

生物反馈技术可以增加盆底和腹背肌肉的协调收缩，治疗腹直肌分离。

远离产后尿失禁

风华正茂的你，也许从没想过尿失禁会跟自己有关系，但实际上，尿失禁是产后的常见问题。分娩时宝宝通过产道，可能使膀胱、子宫等组织的肌膜受伤，弹性受损，尿道括约肌松弛，当腹部用力、腹压增加，如咳嗽、打喷嚏、大笑时，尿液就会流出。

为了预防这种情况的发生，产后要避免过早做重体力劳动，并要避免便秘。而最好的恢复方式，就是经常做盆底肌锻炼，使盆底肌肉慢慢恢复收缩力。

像憋尿时那样收缩阴道，持续 3 秒后放松，每次做 10 遍，每天做 5 次。坚持一段时间，尿失禁便会自行缓解、消失。如果情况仍不好转，就到产科或泌尿科就诊。

别让乳房下垂

吃出胸部弹性

富含维生素 B_1、维生素 B_2、维生素 E、蛋白质的食物能调节女性激素的分泌，增加胸部弹性，防止肌肉拉长，对改善胸部下垂很有帮助。

如金枪鱼、大马哈鱼、鲤鱼、牡蛎、橄榄油、鸡胸脯肉、鸡蛋、低脂牛奶、酸奶、豆奶、豆腐、大豆、豌豆、玉米、芦荟等。

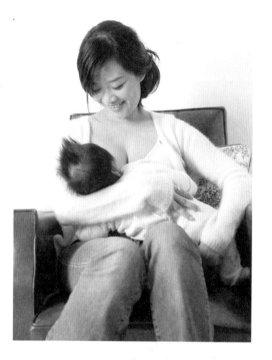

善用文胸

文胸对胸型的影响不可小视，尺码、款式合适的文胸可以很好地固定、改善胸型，反之也会起到反效果。更不能因为闷热或哺乳不便就不佩戴文胸，要坚持佩戴，才能有效预防、改善胸部下垂。

挑选哺乳文胸可以参考以下几点：

❶ 试穿，确保尺码合适。

❷ 材质要健康舒适。

❸ 罩杯下方的底边较宽的，有更好的支持效果。

❹ 肩带较宽、方向垂直的，能减轻肩部受压。

❺ 颜色最好选择本白，以免其他颜色布料中的漂白剂或染色剂引起皮肤不适，或在喂养时进入宝宝体内。

姿势很重要

乳房靠胸大肌支撑，驼着背会让胸大肌放松，使胸部更易下垂，上身前倾也会使胸部的重心下移，加重下垂。

因此，坐的时候应该坐正、挺胸，走路时应上身微微后挺。抱宝宝时从下往上推着抱，也不要让宝宝的身体挤压到乳房。

⬠ 按摩和运动提升乳房

在第三篇中，我们说到了按摩和保养乳房的方法，产后每天都那样做，对改善乳房血液循环、保持胸型很有帮助哦！

针对胸大肌进行锻炼，也可以使下垂的胸部重新上挺，但一定要长期坚持。

⬠ 巧洗澡

洗澡时，用温水让淋浴器从乳房下部喷淋，让均匀的水花给予乳房向上的轻柔刺激，可以促进乳房的血液循环，让胸部弹性得到提升。

但是不要蒸桑拿，在蒸汽中长时间出汗，会让皮肤失去弹性，加重乳房下垂。

饮食调理，修补妊娠纹

产后合理摄取富含胶原蛋白的食物，可以使细胞变得丰满，修补被撑开的皮下组织，从而使肌肤充盈，皱纹减少，让肚皮逐渐恢复光滑。

如猪蹄、动物筋腱和猪皮等，胶原蛋白含量丰富。此外，下面这些富含胶原蛋白的食物本身也是食疗药膳，值得适当摄取。

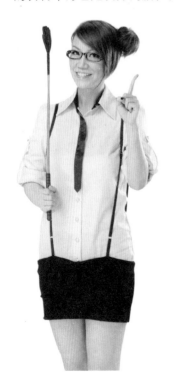

❶ 玉竹：有润泽肌肤的功效。

❷ 丹参：为常用妇科良药，能活血化瘀，多用于消除斑纹。

❸ 海参：属高蛋白、低脂肪、富含胶质的食物，是食疗佳品。

蛋清也是消纹利器

● 蛋清的消纹原理

鸡蛋清性甘寒，能清热解毒，自古以来就经常外用，来促进组织生长、伤口愈合。鸡蛋清也可以美白、细嫩皮肤。

这是因为鸡蛋清含有丰富的蛋白质和少量醋酸，蛋白质可以增强皮肤的润滑作用，醋酸可以保护皮肤的微酸性，防止细菌感染。

🍠 取用蛋清的方法

❶ 可以用针在蛋壳两端各扎 1 个孔，让蛋清从孔里流出来，蛋黄仍留在壳内。

❷ 也可以用纸卷成 1 个漏斗，漏斗口下放 1 只杯子或碗，把蛋打开倒进纸漏斗里，蛋白顺着漏斗流入容器内，蛋黄则留在漏斗中。

❸ 还可以把蛋壳打成两瓣，下面放一个容器，把蛋黄在两瓣蛋壳中互相倒个两三次，蛋清、蛋黄就能分开了。

🍠 蛋清消纹的方法

❶ 清洗腹部后，按摩 10 分钟，敷上蛋清。还可以同时加入一些橄榄油，其中的维生素 E 能促进皮肤胶原纤维再生。维生素 A、维生素 C 也有一定的抗皱效果。

❷ 敷 10 分钟左右后，擦掉蛋清，再做一会儿腹部按摩，让皮肤吸收得更好一些。

❸ 你也可以在敷好蛋清后，用纯棉的白条布裹在腰腹部。白天裹好，晚上睡觉时放开，第二天再更换。因为蛋清可以收紧皮肤，这样不仅有助于消除妊娠纹，而且有助于体形的恢复哦！

⊙ 修复妊娠纹的医学手段

产后几个月，妊娠纹会逐渐淡化，但如果它让你很烦恼，医学方法也可以进一步帮助改善它的外观。

🍠 外用药膏

研究显示，异维 A 酸乳膏有益于消除妊娠纹。如果你不哺乳，医生可能给你开异维 A 酸乳膏来单独使用或与其他乳膏合用，但孕期和哺乳期不能使用，以免影响到宝宝。

🍠 激光治疗

依照妊娠纹的颜色，可以选用不同种类的激光。激光治疗可以做到淡化妊娠纹的颜色，或刺激胶原产生，帮助凹陷的妊娠纹恢复弹性，从而平复皱纹。

⊙ 继续关注孕期并发症

如果怀孕期间出现了并发症，产后没有了对宝宝的顾虑，就可以放手治理这些疾病了。你可以去做更详细的检查及追踪，尽早消除疾病，身体才能更快更好地复原。

比如孕期出现肝脏、心脏、肾脏方面的疾病，应到内科检查病情变化；孕期有高血压的症状，产后就要关注血尿常规，并定期测量血压是否仍在升高。及时治疗这些疾病，也是为了防止它们转为慢性病。

⊙ 产后检查，扫除恢复隐患

生完第二个宝宝，身体又发生了很多变化，正常情况下，产后 6 周，乳房以外的器官就应该基本恢复到孕前状态了，你恢复得怎么样？哪些问题影响你恢复的进度了呢？

产后 6~8 周时，来一次全面的产后检查，了解身体的恢复情况，排查异常，也可以及时发现健康隐患。

⊙ 产后怎么做检查？

● 测血压

血压的变化会对身体产生多方面的严重影响，也可以反映很多问题，所以不管孕期血压是否正常，产后都应该测血压哦！定期测血压便于及时发现和应对产后血压增高，把握血压波动的规律，减少血压变化带来的健康隐患。

产后前 3 个月，你可以每月到医院测量 1~2 次血压，其他时间在家自测，3 个月后可以不用去医院测量。

自备一个测压仪，按说明书使用，最好每天在同一时间、同一侧手臂的相同部位测量，结果更准确。

测压时要处于安静状态，如果刚做过轻微的活动，也要稍微休息十几分钟，立即测会使读数虚高。

测压前半小时内最好不要进食、吸烟，也不要憋尿、紧张焦虑、过冷或过热，这些因素都会影响结果的准确性。

● 血压知识

正常血压：130/85mmHg 以下，90/60mmHg 以上。

临界高血压：130~139/85~89mmHg。

高血压 I 期：140~159/90~99mmHg。

高血压 II 期：160~179/100~109mmHg。

高血压 III 期：180/110mmHg 以上。

低血压：90/60mmHg 以下。

❀ 乳房检查

产后可以进行一次乳房彩超检查，全面了解乳房组织的情况，检查有无乳房组织疾病。

自己也可以通过查看和触摸进行检查。检查前，用卫生棉球沾水或宝宝油清洁乳房，尽量别用碱性的清洁液，以免洗去乳房上的天然油脂，使乳房皮肤失去保护，容易干燥或皲裂。清洁后轻轻拍打，自然风干。

检查时，主要需留意以下几方面：

❶ 乳房皮肤表面：观察色泽，观察有无水肿、浅静脉怒张、皮肤皱褶等。如果皮肤发红或存在上述现象，要留意是否有乳腺导管阻塞。

❷ 乳头乳晕：哺乳期间，乳头很容易疼痛甚至皲裂，所以要及时检查乳头是否有抬高、回缩、凹陷等情况，也要注意有无糜烂、脱屑等，及时预防和治疗。乳晕颜色以粉红色为佳。

❸ 乳头溢液：观察乳头有无溢液、是自行溢出还是挤压后才出、单侧还是双侧溢液、溢液的性状等。

❀ 妇科检查

盆腔内的组织器官可是产后恢复的重中之重，它们的恢复情况密切关系着日后妇科病的发生几率，而妇科疾病一直在已婚女性得病比例中占据高位，严重困扰女性健康。所以，产后有必要做个全面的妇科检查哦！

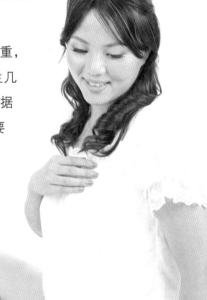

妇科检查前至少 3 天内，避免阴道灌洗或使用阴道药物，以免可能存在的病变细胞被冲洗或覆盖，影响检查的准确性。

妇科检查前要排尿、排便，如果排便困难，可以提前 1 天使用少量缓泻剂。

因为膀胱和直肠分别位于子宫前、后方，有废物存留会干扰检查结果，甚至被误认为盆腔包块。

妇科检查时，内诊和超声波检查相结合，诊断、治疗的效果最好。

检查的内容主要有：

❶ 恶露的量、颜色（以判断子宫是否复旧不良、有无子宫内膜炎症）。

❷ 会阴及产道的愈合情况、阴道壁有无膨出、盆底肌肉和组织的张力恢复情况。

❸ 宫颈口恢复情况、宫颈有无糜烂（如有宫颈糜烂，可以在 3~4 个月后复查及治疗）。

❹ 子宫复旧情况、大小和位置是否正常、有无脱垂。

❺ 双侧附件及周围组织有无炎症、包块。

❻ 剖宫产后，腹部伤口愈合情况、子宫与腹部伤口有无粘连。

⬠ **血尿常规**

产后身体各系统都处于恢复变化期，免疫力较低，给各种疾病以可乘之机，也容易引发感染。血、尿常规检查可以反应身体各系统的情况，从微观上为身体把关。如果孕期有高血压、蛋白尿等情况，血尿检查就更需要了。

血常规查的是血液中的白细胞、红细胞、血小板、血红蛋白及相关指标。尿常规主要查尿蛋白、尿糖、尿三胆、尿量、尿比重和尿沉渣等。

⬠ **腹部检查**

通过腹部检查，可以了解子宫复位情况，以及产后腹腔内消化系统、泌尿生殖系统重要器官的情况。

剖宫产后更需要腹部检查，这不仅是由于要检查产妇腹部切口的愈合情况，更是由于剖宫产给腹腔内器官带来了非自然的挤压，使它们的复位比自然分娩难度更大。

腹部检查以触诊为主，由于腹腔内器官多，又相互重叠，内部的生理功能和病理反应也相互联系，必要时也应借助超声波等检查。

检查的时间为产后 6~8 周，阴道没有出血时。检查前可以吃东西，最好七分饱，少量饮水，避免腹胀。

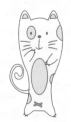

丢掉多余脂肪，重拾轻盈

为什么二胎更难瘦?

年龄相关的代谢减退

怀孕时，除了宝宝、羊水、胎盘等必须增加的重量，内分泌的变化也会带来脂肪的增加、多余水分的储存，需要通过身体的代谢来清除。然而随着年龄的增长，新陈代谢会减慢，这一点二胎比一胎更明显。

过度补养导致增重过多

一般来说，孕期体重增加10~15千克是正常的，二胎时你也许能吃得更好，但如果孕期或产后吃得过多，使增重超出了这个范围，超出越多，就会越难瘦。

二胎产后易懈怠

第一胎产后如果没能理想地瘦下去，二胎时，你是否有些疲于鞭策自己了呢? 需要认识到，瘦身是场持久战，决心、理性和耐心我们都要有。欲速则不达，但只要用科学的方式长期坚持，就能得到既健康又持久的瘦身效果。任何时候心里都要保持自律，当你对轻盈身材的渴望大于对美食的渴望，就会瘦了。

产后你会轻多少?

生完宝宝后，减去 3.2~3.6 千克的宝宝、0.5~0.9 千克的胎盘、0.9 千克的血液和羊水，你大概会轻 5.4 千克。

此后，身体还要继续排出孕期储存的多余水分，所以产后几天身体会比平时生成更多尿液，每天约有 3.4 升，出汗也会很多。产后一周，你将减掉约 1.8 千克的水分，当然，这跟你孕期储存水分的多少也有关系。

产后减重的正确节奏

产后 1 个月，也就是月子期间，体重应基本保持稳定，增减不超过两公斤。

正常情况下，产后两个月，体重应该减少 5~8 千克，基本恢复到孕前的水平，但丰富的营养和太少的活动量往往会使体重不减反增，如果超过一定限度，还会带来健康隐患，这时就需要调节饮食，同时增加活动量。如果体重下降的速度过快，也要引起注意，在加强营养的同时，做一下代谢水平的检查。

节食并不利于瘦

不少妈咪孕前尝试过节食减肥，当时确实有效果，可一旦停止节食，效果就反弹了。进食是人类自然的行为，违背自然规律的做法怎么能真正有效呢？人体饥饿到一定程度，生理和心理都会变得不平衡，反而容易暴饮暴食。忍足一两天，下一餐又补回来，不仅不能成功瘦身，还会养成错误的饮食习惯，造成恶性循环。

产后立即节食容易损伤身体，也会影响乳汁质量，每日饮食要合理搭配，适量摄取，不应走极端而节食。

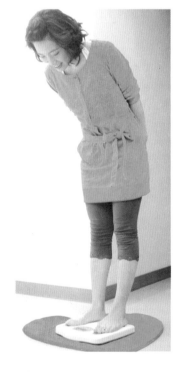

产后怎么把握食量？

即使生产消耗了很大能量，哺乳也需要保证营养，但吃得过多、超出身体所需时，依然会储存脂肪。营养过剩也会使乳汁中脂肪含量增多，影响宝宝的消化功能，使宝宝腹泻。

❶ 如果哺乳，乳汁量也很大，食量可以比孕期略增加。

❷ 如果乳汁量刚好够宝宝吃，食量可以与孕期持平。

③ 如果没有乳汁或不哺乳，食量应该与孕前持平。

⊙ 低油并非不吃油

产后为了尽快减重，你可能会格外介意脂肪的摄入，但是不要完全不吃油，因为一旦身体缺乏油脂，脂溶性维生素就无法被身体吸收，进而影响身体的机能，反而不利于瘦身。所以产后饮食需要低油烹调，但绝不是不吃油哦！

⊙ 做做产后脱脂餐

● 鲤鱼美腿汤

材料：鲤鱼一尾，车前子6克，玉米须15克，姜丝适量，调味料适量。

做法：将鲤鱼去鳞及内脏，洗净，切成段备用。将车前子（用布包）、玉米须同鲤鱼放入锅中，加适量水，先用大火煮开，再转小火煮熟即可。

功效：鲤鱼可利尿消水肿，能促进乳汁分泌。车前子、玉米须可利尿消肿，有助于改善产妇下半身水肿，有通乳、瘦腰、美腿的功效。

● 消脂海参豆腐

材料：荷叶4.5克，何首乌4.5克，葛根9克，枸杞15克，海参1碗，豆腐1块，小玉米粒1碗，高汤半碗，太白粉适量，食用油、米酒、盐、酱油、醋各适量。

做法：将除枸杞以外的其余药材加700毫升，煮1小时，过滤后备用。豆腐微微酥炸，再加入全部材料，煮熟调味后，用太白粉勾芡即可食用。

功效：补气养血，促进新陈代谢和油脂分解。

● 二参代谢汤

材料：丹参9克，海参500克，乌醋少许。

做法：海参剖开腹部，掏去肠泥洗净，汆烫去腥，捞出沥干，切段备用。将丹参熬煮10分钟后去药渣，汤汁内加入海参和适量乌醋，用小火煨煮至海参熟烂。

功效：促进新陈代谢，滋润皮肤，淡化斑纹，对产后女性的体质调养也有帮助。

● 修身麻油鸡

材料：麻油两勺，鸡肉300克，米酒200毫升，姜50克。

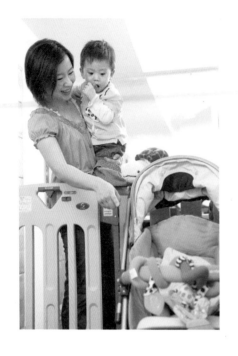

做法：用麻油炒老姜至呈浅褐色，接着把煮好的鸡肉、米酒等一起放入烹调。

功效：麻油有助于子宫收缩、调节体内脂质。鸡肉含有丰富的蛋白质，可促进组织再生，其中又以乌骨鸡的营养价值最高。姜能开胃，化痰，消食，温中止呕，用姜调味可促进食欲，但要小心因温燥而产生口干、口苦、烦躁、便秘等症状。米酒可促进血液循环，但性燥热，用量不宜过大。

食用时间：产后第二周，伤口愈合顺利时服用。

⬟ 祛湿荷叶豆肉

材料：荷叶3克，赤小豆9克，瘦肉100克。

做法：先将赤小豆泡水半小时，再与荷叶、切片的瘦肉一起放入锅中，倒入适量的水，大火煮沸后，转小火煮半小时。

功效：荷叶利水、消肿、去湿。赤小豆利水，可促进产后水分代谢，帮助产后瘦身。

⬟ 轻身消肿瘦肉汤

材料：冬瓜300克，薏苡仁15克，鸡胸肉100克。

做法：先将薏苡仁用水浸泡半小时，再与鸡胸肉、去皮切块的冬瓜一起放入锅中，倒入适量水，大火煮滚后，转小火炖煮约半小时。

功效：薏苡仁可轻身益气，健胃补脾。冬瓜利水消肿。鸡胸肉含蛋白质，低脂肪，产后消小腹效果佳。

◯ 产后养生消脂茶

⬟ 山楂普洱消脂茶

做法：山楂6克，泽泻6克，普洱茶1撮，泡水饮。

功效：消除油脂、健脾利水、去除食积胀满。

❶ 山楂含有果酸、酒石酸、柠檬酸，可促进脂肪分解。

❷ 普洱茶可去油腻，解毒，具有消食减肥、促进脂肪分解与新陈代谢等功效。

❸ 泽泻含脂肪分解酶，能促进脂肪分解。

⬠ 补肾抗衰消脂茶

做法：牛蒡 10 克，肉桂 3 克，纳豆 15 克，泡茶饮。

功效：《本草纲目》记载，牛蒡可通十二经脉，除五脏恶气，久服轻身而不老。这款茶可改善肾虚、腰酸、怕冷。

❶ 牛蒡有助减肥、抗衰老，还含有纤维素、矿物质、维生素，可清除体内垃圾，促进循环代谢，也含有精氨酸，可调整内分泌。

❷ 肉桂可促进新陈代谢，促进脂肪燃烧。

❸ 纳豆含有纳豆辅酶，能清除血液中的杂质，去血栓，燃脂，抑制脂肪储存。

⬠ 老姜枣花代谢茶

做法：老姜泥 1 汤匙，蜜枣 10 颗，干燥玫瑰花 1 汤匙，两个红茶包。

取 2500 毫升水煮开后，将 10 颗蜜枣放入沸水中煮至膨胀。放入干燥玫瑰花，再煮两分钟后熄火，放入红茶包。饮用时加入老姜泥即可。

功效：促进新陈代谢，暖身。餐前饮用 500 毫升，帮助消化，使排便顺畅。

⬠ 决明厚朴通便茶

做法：决明子 9 克，枳实 6 克，厚朴 6 克，泡茶饮。

功效：决明子含大黄酚，可降脂通便。厚朴能促进肠胃蠕动动，可治疗排便不畅引起的胀气，帮助排泄废物。

🕐 哺乳促进脂肪消耗

母乳喂养会消耗大量能量和营养物质，它们一部分来自每日的摄入，一部分是靠消耗孕期储存的脂肪。

乳汁中的热能除了大部分由乳母饮食提供外，有 20％ 是由孕期体内储存的脂肪提供的，所以哺乳也可以帮你消耗脂肪哦！

🕐 没时间运动？哄宝宝也能瘦

哄宝宝和锻炼身体并不矛盾，其实你可以将这两件事完美结合起来。试试下面几

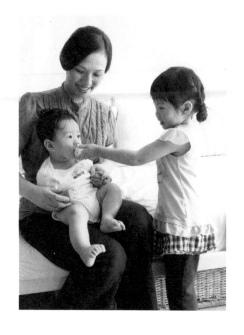

个动作，长期坚持不但能让腰、腹、背、臀、腿部得到充分锻炼，迅速恢复纤细腰肢，而且还能训练宝宝的听力、抓握能力和空间感，让宝宝体会和你一起运动的快乐哦！也不受时间、场地限制，可以随时在家进行。

🔴 燃烧腹部赘肉

❶ 仰卧屈腿，双脚落地。

❷ 让宝宝坐在你的腹部，背靠在你的大腿上。抓住宝宝的小手，轻轻地从地板上抬起上身，使肩胛骨不再与地面接触。

❸ 保持上个姿势，小心地拉着宝宝的手向上伸展宝宝双臂，呼气落下上身，使肩胛骨接触地面。将宝宝双臂落下，吸气。

需要注意的是，练习要控制速度，不能太快。宝宝的胳膊起落，像小木偶一样可爱，同时宝宝肩部的活动半径也扩大了。

🔴 燃烧臀部脂肪

❶ 仰卧，屈腿，双脚落地。

❷ 让宝宝坐在你身上，并抓住宝宝的小手，固定宝宝的身体不要摇晃。

❸ 收臀提髋，使大腿和背成一条直线，保持一段时间。

❹ 呼气，保持收紧状态，落下髋部。臀部着地后，放松骨盆底肌，吸气。重复动作。

🔴 锻炼腹直肌

❶ 仰卧屈腿，双脚落地。让宝宝趴在你的小腿上。

❷ 抓住宝宝的小手或胸部两侧，举腿，使大腿与上体成直角，小腿呈水平状。

❸ 收缩骨盆底，提髋并收膝约至胸部，呼气。

❹ 再慢慢落下髋部至轻触地，腿回到准备姿势，吸气。

如果体力允许，你可以在屈膝到胸部时，进一步提起上身，去吻宝宝的前额。宝宝在你的带动下，小身体和你的脸一会儿接近，一会儿远离，仿佛有趣的藏猫猫游戏。